AF191602

Dr. med. Didier Grandgeorge

Der Lebensweg aus Sicht der Homöopathie

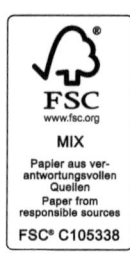

Bibliografische Information der Deutschen Nationalbibliothek: Die Deutsche Nationalbibliothek verzeichnet diese Publikation in der Deutschen Nationalbibliografie; detaillierte bibliografische Daten sind im Internet über dnb.dnb.de abrufbar.

Die automatisierte Analyse des Werkes, um daraus Informationen insbesondere über Muster, Trends und Korrelationen gemäß §44b UrhG („Text und Data Mining") zu gewinnen, ist untersagt.

© 2024 Dr. Didier Grandgeorge, 362 Rue du Suveret, 83600 Fréjus, Frankreich
Herstellung und Verlag: BoD - Books on Demand, Norderstedt

Titel der Originalausgabe:
„Homéopathie chemin de vie - Grandir sous le regard d'un pédiatre homéopathe"

Übersetzung ins Deutsche: Viola Froidevaux, info@violafroidevaux.de
Layout und Cover-Gestaltung: Viola Froidevaux, info@violafroidevaux.de
Lektorat: Thomas Lassonczyk, lasso_kirchdorf@yahoo.de

Wichtige Hinweise:

ISBN 978-3-7583-6457-0

Inhaltsverzeichnis

1. Einleitung

Nach all den Jahren, die ich am Krankenbett meiner kleinen Patienten verbrachte und in denen ich versuchte, Klarheit zu schaffen und ihnen bei ihren Prüfungen zu helfen, habe ich das Drängen verspürt, die Erfahrungen, die sich abzuzeichnen begannen auf Papier zu bringen.

Meine medizinische Laufbahn begann, als ich mir im Alter von sechzehn Jahren bei einem Unfall das Bein brach und mit der, mir bis dahin unbekannten Welt der Krankenhäuser in Berührung kam.
Es war ein Bruch im vorgezeichneten familiären Werdegang: Mathematik studieren und Ingenieur werden - basta!

Das Medizinstudium hat mir gezeigt, wie viel Kunst hinter dieser Disziplin steckt, die Manche in unserer westlichen Welt gerne als ausschließlich wissenschaftlich bezeichnen würden

Durch gesundheitliche Probleme in Form von Allergien kam ich eines Tages mit der Homöopathie in Berührung, die von meinen Vorgesetzten ignoriert und sogar verunglimpft wurde. Und trotzdem war es die einzige Behandlungsmethode, die mir Erleichterung verschaffte.

Später öffnet mir ein Weg die Pforten zur Welt der Psychiatrie und Psychoanalyse. Hier entdeckte ich, dass alles, was während der Kindheit passiert schließlich tief ins Unterbewusstsein verdrängt wird. Meine ersten Schritte in der Praxis machte ich in Krankenhäusern. Schließlich nahm ich als Militärhelfer eine Stellung im tiefsten Busch von Gabun an. Diese Erfahrung in Afrika war sicherlich motiviert von einer „Drittweltmentalität", der Bewunderung zu Dr. Albert Schweitzer und vielleicht auch dem Hauch von Abenteuer wie bei „Tim und Struppi im Kongo". Damals spiegelte Afrika für mich die Wiege der Humanität. Nach vielen Schwierigkeiten und Abenteuern landete ich eines Tages in Mimongo, dem Sitz des Mitzogt-Stammes. Sie hießen mich mit den folgenden Worten willkommen: „Dein Name ist „N´ganga Missoko" - „Der, der Alle heilt" - du bist zu uns zurückgekehrt und du wirst uns wieder verlassen". Meine Aufgabe war es diesen Menschen, die keine geschriebene Sprache hatten, die Fülle und Wirksamkeit unserer Medizin zu bringen. Sie ließen mich eine Wirksamkeit anderer Art entdecken, vor allem im Bereich von Geisteskrankheiten, an den Grenzen des Körpers und der Seele. Diese Menschen lebten in einer Welt der Geister, die kommen und wieder gehen. Der Kontakt mit ihren Schamanen, die sowohl Priester als auch Arzt waren, begeisterte mich und eröffnete mir eine völlig andere Dimension.

Wieder zurück in Frankreich, entschloss ich mich dazu Kinderarzt zu werden und nahm so mein Studium in Grenoble auf. Doch etwas hatte sich verändert und so reichten mir die modernen Techniken nicht mehr aus. Zu diesem Zeitpunkt gründete Dr. Robert Bourgarit seine homöopathische Schule, in der ich zu den ersten Schülern zählte. Die Homöopathie erfüllte all meine Erwartungen und ich entdeckte damit eine Methode, die ein Brücke zwischen der Psychoanalyse und der „organischen" Medizin schlug, zwei Bereiche, die in der modernen Medizin auf dramatische Weise voneinander getrennt werden.
Ich sah, wie Kinder auf beachtenswerte Weise auf diese kleinen Gaben reagierten. Regelmäßig zeigten mir meine eigenen Kinder die Wirksamkeit der Homöopathie, was schließlich von meinen kleinen Patienten, bei etlichen Nachtwachen in der Klinik erneut bestätigt wurde. Doch obwohl sie Zeugen dieser Heilungen waren, folgten mir nur sehr wenige meiner Kollegen auf diesem Weg, der viel persönliches Engagement erforderte.

Schließlich habe ich mich an der Côte d`Azur als homöopathischer Kinderarzt niedergelassen, was von der lokalen Bevölkerung gut aufgenommen wurde. Ende des 19ten Jahrhunderts gründete Dr. Chargé ein renommiertes, homöopathisches Zentrum in Saint-Raphael, wo Atemwegserkrankungen behandelt, sowie Abhandlungen dazu publiziert wurden. Ärzte von gleicher Gesinnung kamen aus allen Ecken des Landes, um zusammen die „Hahnemann Schule" zu bilden. Die Mitglieder dieser Schule kommen immer noch alle vierzehn Tage zusammen, um die Tiefen der homöopathischen Materia Medica und die darin enthaltenen Schätze zu ergründen. Unsere Arbeit erscheint unter dem Titel „L´homéopathie exactement" in mehreren Bänden. Unser Ziel ist es die grundlegende Idee eines jeden Heilmittels zu erschließen, die sich aus tausenden von Symptomen ergibt.

In diesem Zusammenhang wurde 1992 Das Buch *„L´esprit du remède homéopathique, ce que le mal a dit"* veröffentlicht, um die Ergebnisse unserer Vorgehensweise einem breiten Publikum bekannt zu machen (übersetzt ins Russische, Rumänische, Italienische, Spanische, Englische und Deutsche).

Die Homöopathie wurde 1983 als Unterrichtsfach an der medizinischen Fakultät in Marseille aufgenommen, und es wäre wünschenswert, dass immer mehr Ärzte sich dort ausbilden lassen.

Das Buch, das Sie gerade in Händen halten, ist die Frucht meiner Erfahrungen. Es beleuchtet den Menschen in seiner symbolischen Dimension und während seiner gesamten Entwicklung: von der Empfängnis bis hin zum Tod, dem letzen Aufbruch ins Jenseits. Jede Etappe wird von einigen unserer großen homöopathischen Heilmitteln begleitet.

Liebe Leser, folgen Sie mir auf diesem Weg, der Sie entlang der drei Dimensionen der Liebe führt.

Didier Grandgeorge
8. Dezember 1997

2. Auf dem Weg zu vollkommener Gesundheit

Ende des 18. Jahrhunderts gelang Christian Samuel Hahnemann ein Meilenstein in der Medizin: Die Erfindung der Homöopathie. Hahnemann wollte folgende Worte auf seinem Grabstein verewigt haben:

„Es gibt zwei große Schätze im Leben: vollkommene Gesundheit und ein reines Gewissen ohne Reue; die Homöopathie ermöglicht uns das Erstere, die Liebe zu Gott und zu unseren Nächsten das Zweite."

Was aber ist vollkommene Gesundheit? Ein Blick in das Wörterbuch lehrt uns, dass es sich dabei um einen Zustand handelt, in dem der Organismus in umfassendem körperlichen und seelischen Wohlbefinden ist, in der Abwesenheit jeglicher Krankheit. In unserer modernen, materialistischen Welt werden Krankheiten allzu oft als Fehlsteuerung betrachtet, hervorgerufen von äußeren Einflüssen, wie zum Beispiel Mikroorganismen oder Viren. So werden auch Dysfunktionen durch den Verschleiß des Organismus begründet. Hierfür wird zum einen der Mensch, aufgrund einer ungesunden Lebensweise (Alkohol, Tabak, etc.) selbst verantwortlich gemacht, zum anderen beruft man sich auf verschiedene Umweltverschmutzungen, denen wir ausgesetzt sind. Analog zu dieser Denkweise wird eine Angina, in deren Verlauf sich Bakterien im Bereich der Mandeln vermehren, mit Antibiotika behandelt, welche die Eindringe zerstören sollen.

Ebenso wie die Köpfe der Hydra von Lerne aus der griechischen Mythologie zurückkehrten, schlug man sie ab, so kehren auch die Krankheiten oft wieder. Das veranlasst den Arzt dazu, den Antibiotika-Einsatz in unzumutbarer Weise zu erhöhen, was der Gesundheit des Patienten wiederum schadet. Somit sind die chronischen Krankheiten erschaffen und die Patienten werden in jeder Hinsicht von mehr und mehr Medikamenten abhängig. Es kann eingeworfen werden, dass gewisse Impfstoffe so manche Kinderkrankheit zum Verschwinden gebracht haben. Aber statt ihrer stellen wir nun fest, dass immer mehr Kinder und Erwachsene an Allergien leiden, für welche die Schulmedizin keine wirksame Lösung bieten kann. Asthmatiker zum Beispiel werden zu Sklaven von bronchienerweiternden Sprays, die sie tagtäglich benutzen und nur mehr schwer absetzen können.
Wie kann es sein, dass Ärzte, die tagtäglich mit den Viren und Bakterien ihrer leidenden Patienten in Kontakt kommen, sich nicht anstecken und viel häufiger erkranken? Könnte es sein, dass diese Krankheitserreger etwa vernunftbegabt sind und die

Menschen respektieren, die sich der Pflege ihrer kranken Mitmenschen hingeben? Mit Sicherheit nicht!

Auch wenn Erreger Voraussetzung sind, um eine Krankheit zu verursachen, erlaubt es ein einfaches Argument zu verstehen, weswegen ihre alleinige Anwesenheit nicht ausreicht, um die Krankheit auszulösen: Die unabdingliche Voraussetzung, um zu erkranken, ist das Unvermögen des empfangenden Organismus, den Angriff der Eindringlinge abzuwehren. Normalerweise kämpft ein gesundes Immunsystem effektiv gegen Erreger an und schützt uns so vor Krankheiten. Daher können sich Krankheiten nur dann ausbreiten, wenn das Terrain des Patienten Schwächen zeigt und somit Angriffsflächen bietet.

3. Der Boden, auf dem sich Krankheiten entwickeln

Bei einer anderen Herangehensweise, Krankheiten zu ergründen, wird der „Boden" betrachtet, auf dem sie entstehen. Das bedeutet, sich dem „energetischen Zustand" des Patienten zu widmen.

In seinem *„Organon der Heilkunst"* lehrt uns Hahnemann folgendes: *„Im Zustand der Gesundheit schafft die Lebensenergie eine ehrfurchtgebietende Harmonie im gesamten Körper, die es dem Geist im Inneren ermöglicht, dieses lebendige und gesunde Instrument zu nutzen, um den höheren Sinn seiner Existenz zu erreichen."*
Wir alle, auch wenn wir einer materialistischen Kultur entstammen, haben eine sehr gute Vorstellung dieser uns innewohnenden Energie. Hat denn nicht schon jeder beispielsweise nach einem Urlaub bekundet, wie energiegeladen und topfit er nun wieder sei? Auf der anderen Seite spüren wir sehr wohl den Energieverlust in Situationen, die uns mit Negativem belasten, uns also sprichwörtlich aussaugen.
Der griechische Mythos vom Fass der Danaiden bietet eine hervorragende Metapher, um diese Energieverluste bildlich darzustellen: Die Danaiden waren die 50 Töchter von Danaus, König von Argos. Er zwang seine Töchter, die 50 Söhne von Aigyptos zu heiraten. In der Hochzeitsnacht jedoch töteten alle, außer einer, auf Geheiß des Vaters ihre Ehemänner. Als Strafe wurden sie dazu verdammt, für immer ein durchlöchertes Fass mit Wasser zu füllen.
Das Fass dieses Mythos repräsentiert den menschlichen Körper, während das Wasser die Energie symbolisiert.

Wir profitieren immerzu von der Energieversorgung durch die Sonne, die Atmung, die Nahrung und die Liebe, welche andere ausstrahlen. Doch ebenso verlieren wir ständig unsere Energie durch „Löcher", welche uns zum Großteil nicht bewusst sind. Bei guter Gesundheit reicht die Energieversorgung (entspricht dem Wasser im Mythos) aus, um in unserem Körper ein gutes Energieniveau aufrecht zu erhalten, sodass wir alle Angriffe wirksam abwehren können. Wird jedoch die Anzahl oder das Ausmaß der Löcher zu groß, sinkt der Pegel im Fass und wir haben nicht mehr die Mittel, um gegen das zu kämpfen, was uns destabilisiert: es ist die Krankheit, die dann ausbricht.

Die Energiezufuhr zu erhöhen, ist eine Möglichkeit, dem entgegenzuwirken. Bleiben die „Löcher" jedoch bestehen, chronifiziert sich das Problem. Gelingt es uns aber, die „Löcher im Fass" zu stopfen, kehrt alles wieder zur Normalität zurück. Dann wird das Energieniveau zunehmen und sogar den Wert übersteigen, der eine gute Gesundheit garantiert. Das Wasser, sprich, die Energie kann das Fass sogar zum Überlaufen bringen. Dann befinden wir uns in der Gegenwart von Menschen, die genug Energie für sich und sogar andere haben. Es sind Menschen, die sich selbstlos engagieren. So weiß jeder Homöopath, dass ein wirklich geheilter Patient nicht verharrt, sondern mit großem Tatendrang voranschreitet.

Wie aber gelingt es uns, die Löcher im Fass aufzuspüren und zu stopfen? Dafür betrachten wir den Mythos genauer: Die gescheiterten Ehen und die Ermordung der Ehemänner symbolisiert unsere Weigerung, die „innere Ehe" zu vollziehen. Sie stehen stellvertretend für unsere Verweigerung, uns ins Unterbewusstsein zu begeben, um sich dem inneren Tier zu stellen.

Das Bewusstsein ist in unserer Psyche lediglich die Spitze eines großen Eisbergs. Der größte Teil dieses Eisberges ist versteckt, wobei diese verborgenen Kräfte uns unwissentlich beeinflussen. Bezugnehmend auf die Bibel erschuf Gott zuerst die Tiere und dann den Menschen, welcher die Tiere benennen sollte. Dies soll nicht wortwörtlich verstanden werden, dass Adam umherging und den Löwen, die Giraffe, den Elefanten etc. benannte. Vielmehr soll es uns bedeuten, dass sich jeder Mensch auf den Weg in sein Innerstes machen muss, um sich den unbewussten Kräften zu stellen, diesen „Nein" zu sagen und somit seine Kraft zurückzugewinnen, die er damit ins Positive wendet und kontrolliert.

Der griechische Mythos des Minotaurus spiegelt diese Notwendigkeit wider: In einem Labyrinth befindet sich der Minotaurus. Ein Ungeheuer mit dem Körper eines

Menschen und dem Kopf eines Stiers, das alle verschlingt, die sich ihm zeigen. Thesee überwindet den Minotaurus erfolgreich und findet, dank der Hilfe von Ariadnes Faden, in anderen Worten, dank der Liebe, einen Weg aus dem Labyrinth heraus.

Diese helfende Rolle ist dem Arzt zugedacht: Er begleitet seine Patienten im Labyrinth des Unterbewusstseins und hilft, den Minotaurus zu finden und zu töten. So befreien sich die Patienten selbst von diesen höllischen Kräften, die zur Selbstzerstörung, welche die Krankheit darstellt, beitragen. Ohne Liebe ist es unmöglich, diese Aufgabe zu meistern.

Interessanterweise können wir feststellen, dass das Wort „Minos" griechisch für „klein", also das Kleine, das Kind betreffend, beinhaltet. Es handelt sich also um die unbewussten Kräfte aus der Welt der Kindheit. Dieser Mythos wird auch im Stierkampf aufgegriffen: In der Arena, die den menschlichen Körper darstellt, tötet der Torero im „Gewand des Lichts", also gekleidet in das Wissen der Erkenntnis, den Stier, der die unbewussten, blinden Kräfte, das Schwarz, symbolisiert.

Schwarz ist keine Farbe, sondern das Fehlen von Licht. Ein schwarzer Stoff absorbiert das gesamte Licht und reflektiert nichts davon. Dies ist das Bild des absoluten Egos. Genauso wie bei der Abwesenheit von Licht und Wärme erlaubt das absolute Ego kein Leben.

Wir brauchen Liebe

Die Liebe ist wie das Licht, das uns erlaubt, unser inneres Labyrinth zu verlassen.

Die drei Dimensionen der Liebe

Wird weißes Licht durch ein Glasprisma gelenkt, so spaltet es sich in seine drei Grundfarben Blau, Rot und Gelb auf. Ebenso besteht die Liebe, wie uns die Griechen lehren, aus drei Dimensionen: Eros, Philos und Agape.

Eros

Die erste Dimension „Eros" entspricht dem Ego. Dabei sprechen wir vom „Ich" und dem Streben nach „persönlichem Genuss". Diese Art der Liebe ist zu Beginn unverzichtbar. So lehrten uns Christus und Konfuzius: *„Liebe deinen Nächsten wie dich selbst."* Es ist unerlässlich, sich selbst zu lieben, das Ego zu lieben, um Harmonie und Freude innerhalb der Gemeinschaft von Milliarden von Individuen (Zellen) herzustellen, die unseren Körper bilden. Jede Zelle unseres Körpers könnte für sich selbst leben. Doch jede ist für eine bestimmte Aufgabe spezialisiert und spielt eine überlebenswichtige Rolle für all die anderen Zellen. Diese Gesellschaft kennt keine Arbeitslosen: Die Zellen des Herzens schlagen für alle anderen; die Zellen des Fußes gehen für alle anderen; die Zellen des Darms verdauen für alle anderen. Unser Körper ist eine fantastische Gemeinschaft, in welcher, im Zustand der Gesundheit, eine unvergleichbare Liebe und Kommunikation vorherrscht. Es gibt keine unnötigen oder ausgeschlossenen Zellen, keine egoistischen oder faulen Zellen. Der Mensch ist wahrhaftig das Ebenbild Gottes und eine ideale menschliche Gesellschaft würde diesem Bild entsprechen.

Philos

Die zweite Dimension der Liebe „Philos" entspricht dem „Wir". Mehrere Individuen kommen zusammen und die Liebe fließt zwischen ihnen. Die altruistische Liebe tritt in Erscheinung. Sie ermöglicht es der Mutter und dem Vater, für ihr Kind durchs Feuer zu gehen, um es zu retten. Das „Wir" geht von einem Paar aus. Es erstreckt sich dann auf die Kinder, die Familie, auf die Gemeinschaft. Aber selbst die altruistische Liebe kann einen Weg in die Hölle beherbergen, indem sie Serben von Kroaten trennt, Tutsis von Hutus und so weiter. Seit jeher haben diese Stammeskriege die Menschheit gebrandmarkt.

Agape

Die dritte Dimension der Liebe „Agape" wird von der universellen Liebe repräsentiert. Wir beharren nicht länger auf dem „Ich" oder dem „Wir", sondern sprechen nun vom „Sie" (Plural). Hier liegt die Bedeutung von „Gott" in der phonetischen Kabbala (im französischen wird das Wort „eux" für „sie" und das Wort „Dieu" für „Gott" gleich ausgesprochen).

Die großen Eingeweihten

Wie auch Christus hatten sie zu Lebzeiten die dritte Dimension der Liebe erreicht. Jesus sprach, „Ich bin das Licht der Welt", wobei er auf die Dreifaltigkeit anspielte, die ihm innewohnte. Drei Personen, der Vater, der Sohn und der Heilige Geist, die eine Einheit bilden, dargestellt durch die drei Farben Gelb, Rot und Blau. Gelb ist die Farbe der Sonne, die ihre Strahlen im Überfluss auf die Erde aussendet und somit das Leben ermöglicht. Es ist auch die Farbe des Vaters. Rot ist die Farbe des Blutes und somit, bezugnehmend auf die Dreifaltigkeit, die Farbe des Sohns. Blau ist die Farbe des Wassers, des Ozeans, der Mutter und die Farbe des Geistes.

Ein Heilmittel der Liebe

Ignatia amara ist „vor Liebe entbrannt". Es ist das homöopathische Heilmittel derer, die unter Liebeskummer leiden. Für diese Patienten stellt die zweite Dimension, das Paar, das „Wir" eine unmögliche Form der Liebe dar, weil es hierbei immer zu einer gewissen Ausgrenzung kommt, die Ignatia nicht ertragen kann. Sie schwanken immer zwischen der Rückkehr zur fusionellen Liebe, dem „Ich" und dem Übergang zur dritten Dimension der Liebe.

Die Bohne des Heiligen Ignaz (aus welcher die Arznei hergestellt wird) verdankt ihren Namen den Missionaren der „Compagnie de Jesus", die sie zur Ehre nach dem Heiligen Ignaz von Loyola, dem Begründer ihrer Bewegung, benannten. Die Bohne war dafür bekannt, Menschen vor der Pest zu bewahren. Wenden wir uns dem Leben des Heiligen Ignaz zu, sehen wir, dass er tief in der Problematik dieser Arznei steckte und die Lösung in seinem spirituellen Leben fand. Zu Beginn gibt sich dieser Adelige dem „Ich" und dem damit verbundenen Spiel der Weltlichkeit und Eitelkeit des 16. Jahrhunderts hin. Weil er sich in eine Frau verliebt, die nicht seinem sozialen Rang angehört, ist eine Liebesbeziehung unmöglich und der Zugang zum „Wir" bleibt ihm versagt. Für seine Geliebte unternimmt Ignaz ritterliche Taten, mit denen er sich in Lebensgefahr begibt. Als er erkrankt, entdeckt er an der Schwelle zum Tod die dritte Dimension der Liebe und verbringt den Rest seines Lebens mit der Spiritualität, der ekstatischen Anbetung der „Heiligen Dreifaltigkeit", bei der sich Lachen und Freudentränen abwechseln.

Die phonetische Kabbala

In diesem Buch werden wir viele Beispiele für die phonetische Kabbala finden. Dabei handelt es sich um eine Wissenschaft, die ihre Ursprünge im Hebräischen hat. Sie lehrt uns, dass jedes Wort mehrere Bedeutungen haben kann.

Es ist wichtig zu verstehen, dass unser Gehirn in reiner, phonetischer Kabbala funktioniert. Somit können wir die unbewussten Botschaften entschlüsseln, die sonst oft wie versiegelte Bücher erscheinen.

4. Die Symbolik des menschlichen Körpers

Der menschliche Körper gleicht einem riesigen Tempel, bei dem die Füße das Fundament bilden und der Kopf das Dach. Von diesem Dach ist die Rede, als Christus sagt, es werde im Fall einer Zerstörung drei Tage dauern, um es wieder aufzubauen. Besagte drei Tage sind dabei eine Anspielung auf die bis zu seiner Wiederauferstehung verstreichende Zeit.

Wenn wir die drei Dimensionen der Liebe auf den Körper übertragen, repräsentiert der Fuß den „Keim" oder das „Ego", das Knie den Zugang zum „Wir" und die Hüfte die dritte Dimension der Liebe.

In der Bibel beispielsweise ringt Jakob eine ganze Nacht lang mit einem Engel, in anderen Worten, mit seinem Unterbewusstsein. Jakob geht als Sieger aus diesem Kampf hervor, allerdings auf Kosten einer Verletzung an der Hüfte.

Was aber hindert den Menschen daran, diese dritte Dimension der Liebe zu erreichen? Ich verstand es eines Tages, als eine meiner Patientinnen, eine Bäuerin, ihren Sohn zu mir in die Sprechstunde brachte: „Herr Doktor, mein Sohn hat ein Ganglion in der Leistengegend". Im Französischen wird das Wort für Leiste „la aine" ebenso ausgesprochen wie das Wort für Hass „la haine". Ich verstand, dass der Durchgang durch das dritte Tor denen vorbehalten ist, die allen Hass aus ihren Herzen vertrieben haben. Ebenso rät Christus denjenigen, die beten wollen, sich zuerst mit ihren Feinden zu versöhnen.

Eine junge Frau kommt mit ihrem Baby, das jede Nacht im Schlaf schreit, in meine Sprechstunde. Ich denke an Albträume und wende mich der jungen Mutter zu, um zu erfahren, ob sie unter schlechten Träumen leidet. Die junge Frau berichtet mir, dass sie in der vergangenen Nacht träumte, ihre beste Freundin hätte mit ihrem Auto ein anderes Fahrzeug gerammt. Ich denke an Anthracinum, eine Nosode, hergestellt aus dem Milzbranderreger, bei welcher die Angst besteht, von einem Auto angefahren zu werden. Als ich die Frau weiter frage, ob sie in letzter Zeit unter Abszessen gelitten habe, erfahre ich, dass sie in diesem Sommer lange unter Milzbrand in der Leistengegend litt. Ich möchte weiters wissen, ob es Unfälle in der Schwangerschaft gegeben hat. Darauf hin berichtet die Mutter: „Als ich im siebten Monat schwanger war, schnitt mir ein Auto den Weg ab. Ich konnte nicht ausweichen und prallte in das andere Fahrzeug. Der Sicherheitsgurt hat meinen Bauch eingeschnürt." Nun frage ich nach ihren Gefühlen in jenem Moment und sie antwortet mir: „Ich war voller Hass auf die Frau, die das andere Auto fuhr. Wenn sie meinem Baby etwas angetan hätte, hätte ich sie getötet!"

Tatsächlich hätte diese Patientin, ihr selbst und ihrem Kind zuliebe, der anderen Autofahrerin verzeihen müssen.

Aber der Zugang zur Dimension der Vergebung erfordert Wissen, welches oft ein Vorrecht derer ist, die den Abstieg in ihre Hölle abgeschlossen und die eigenen inneren Tiere gesehen und bekämpft haben. Sie verstehen dann, dass Menschen, die verwerflich handeln nur Kinder sind, die von den unbewussten Kräften ihres Egos manipuliert werden. Darum sagte Christus *„Lasset die kleinen Kinder zu mir kommen"*. Indem er sich den Kindern zuwandte, konnte er sie von den Mäandern ihres Unterbewusstseins heilen.

Wir betreten unser Erdendasein im Mutterleib, gebadet in grenzenloser Liebe. Es ist eine egoistische Liebe, denn alles ist nur für uns da, alles dreht sich um uns. Das Ziel unseres menschlichen Lebenswegs ist es, den mütterlichen Schoß zu verlassen und auf die anderen zuzugehen, um die zweite und danach die dritte Dimension der Liebe kennenzulernen. Diese dritte Dimension der Liebe wird von manchen Personen bei einer Nah-Tod-Erfahrung als strahlendes, weißes Licht beschrieben, welches sie stark anzieht. Leider wird dieses Licht während des irdischen Lebens nur selten wahrgenommen. Nur bestimmte Gesegnete, Weise und Mystiker haben Zugang zu dieser Dimension in Form von Offenbarungsblitzen, von Ekstasen: Das Herz weitet sich in Strömen der absoluten Liebe, die Augen weinen vor Dankbarkeit und Staunen, während der Geist begreift, dass er ewig ist, verbunden nicht nur mit jedem Lebewesen, sondern auch mit der Natur und dem gesamten Universum.
An dieser Stelle beginnen oft die Probleme, denn der Enthusiasmus dieser Personen stößt auf Ablehnung bei Verwandten, Freunden und den meisten Akteuren unserer Gesellschaft. Selbst wenn diese Menschen die Früchte ihrer Erfahrungen in Form von neugewonnener Energie oder Fähigkeiten zeigen, bleibt das Umfeld skeptisch oder sogar ablehnend. Vielmehr noch treffen diese genialen Ideen auf bereits lange bestehende institutionalisierte Systeme, auf Interessensgruppen und auf Egoismen, die es sich bequem eingerichtet haben und mit Sicherheit nichts am status quo ändern wollen.
In Südfrankreich gibt es ein Sprichwort, welches diese Atmosphäre sehr gut beschreibt: *„Man gibt einem Esel, der nicht durstig ist, nichts zu trinken"* (On ne donne pas à boire à l´ane qui n´a pas soif).
Daher muss ein Mensch, der diese Ebene der Erkenntnis und Liebe erreicht hat, geduldig und mitfühlend sein. Er muss wissen, wie man von Zeit zu Zeit gibt, wie man

vorschlägt aber nichts aufdrängt, selbst wenn es sich dabei um geliebte Menschen handelt, die scheinbar direkt auf den Abgrund zuschreiten. Ein Umschwung, ein Zuhören, eine Öffnung ist immer möglich bis zum letzten Moment. Der Esel aus soeben zitiertem Sprichwort symbolisiert den Zugang zur Erkenntnis. Eines Tages wird er unweigerlich durstig sein.

Diese drei Dimensionen der Liebe finden sich symbolisch in den oberen Bereichen des Körpers wieder, wie Annick de Souzenelle in ihren Studien über die Symbolik des menschlichen Körpers zeigt.

Dualität

Das Zwerchfell gliedert den menschlichen Körper in einen oberen und einen unteren Teil. Der untere Bereich entspricht dabei unseren irdischen Bindungen, symbolisiert durch die Mutter. Der obere Bereich hingegen entspricht unserer Anziehung zum Himmel, symbolisiert durch den Vater.

Conium maculatum ist nicht in der Lage, zur Erkenntnis zu gelangen, indem er die Energie aus den unteren Bereich seines Körpers in den oberen verlagert. Seine unteren Gliedmaßen werden gelähmt. Der Patient wird libidinös und lüstern.

Darüberhinaus zeigt unser Körper eine Lateralisierung. Die rechte Seite mit der Kraft, der Ratio und dem kartesianischen Geist ist die Seite des Vaters. Die linke Seite hingegen ist die künstlerische, intuitive, die Seite des Gefühls und somit verbunden mit der Mutter.

Lycopodium hypertrophiert seine rechte Seite, welche in Folge erkrankt. Der Patient strebt nach Macht und Größe. Lycopodium identifiziert sich mit dem Vater, der die Familie führt. Gleichzeitig aber hat er Angst, seine Autorität nicht durchsetzen zu können und fürchtet, von seinen eigenen Kindern verschlungen zu werden.

Lachesis hypertrophiert die linke Seite. Der Patient erkrankt in Folge von Eifersucht oder emotionaler Überschwänglichkeit. Lachesis kann das Enden von Beziehungen nicht ertragen und versucht deswegen alle um sich herum unter seine Kontrolle zu bringen.

5. Der Körper und seine Symbole

Die Haut

Die Haut, symbolisiert durch die Mutter, stellt für den Körper eine schützende Barriere dar. Mit ihrem Uterus bildet die Mutter unsere erste bergende Hülle, die uns vor der Außenwelt schützt. Außerhalb der Gebärmutter sind wir den Schwierigkeiten der Umwelt, wie der Kälte, den Bakterien und Allergenen ausgesetzt, sodass wir uns selbst schützen müssen. Menschen, die unter Ekzemen leiden, bedauern den Verlust der fusionellen Verschmelzung mit der Mutter. Sie möchten gesalbt und gestreichelt werden. Mit einem Blick auf die phonetische Kabbala ist es bemerkenswert, dass Patienten, die an Schuppenflechte, Psoriasis, leiden, ein Aufenthalt am Toten Meer zur Linderung empfohlen wird: im Französischen ist das Tote Meer „la mer mort" und wird genauso ausgesprochen wie die „tote Mutter", „la mère mort". Es ist die „tote Mutter", die uns endlich Autonomie erlaubt.

In früheren Zeiten galt es als Glücksfall, wenn sich die Krankheit über die Haut äußerte. Es kam vor, dass Ärzte ihren Patienten rieten, sich hinzuknien und dem Herrgott dafür zu danken. Denn in der Tat kann man bei vielen Krankheiten beobachten, dass die Beschwerden ohne Folgeerscheinungen abklingen, sobald ein Hautausschlag ausbricht. Und nicht selten endet eine homöopathische Behandlung mit einem Hautausschlag. Dieser sollte tunlichst respektiert und nicht mit Kortisoncremes unterdrückt werden.

Wir bedecken unsere Haut mit Kleidung, die wie eine „äußere Lackierung" getragen wird. Bei der Untersuchung entkleidet der Arzt seine Patienten. Symbolisch betrachtet bedeutet dieser Vorgang, die äußeren Hüllen fallen zu lassen, um in die Tiefe zu gelangen: die Seele wird entkleidet.

Platinum ist die Arznei der Menschen, die übermäßig viel Wert auf ihr äußeres Erscheinungsbild legen und viel Geld für teure Kleidung ausgeben.

Bei manchen Menschen finden sich weiße Flecken auf der Haut. Sie verweisen oft auf ungelöste Trauer (**Arsenicum album, Calcium silicatum, Hura brasiliensis**), während „café au lait"- Flecken typisch für **Carcinosinum** sind.

Arsenicum album hat Angst vor dem Tod. Ganz nach dem Motto „*Ihr seid Staub und werdet zu Staub zurückkehren*", ist Arsenicum davon überzeugt, dass nach dem Tod nichts mehr kommen wird. Dem Arsenicum-Patienten muss bewusst gemacht werden, dass der Tod des Körpers keinen Endpunkt markiert, sondern dass seine Seele lediglich den Körper verlässt.

Calcium silicatum hält den Kontakt mit den Toten aufrecht. Dieser Patient sieht die Verstorbenen und spricht sogar mit ihnen.

Hura brasiliensis ist nie über den Tod eines Kindes hinweggekommen. Der Patient entwickelt eine Latex-Allergie.

Carcinosinum wagt es niemals, „Nein" zu sagen. Der Patient möchte in der fusionellen Liebe verweilen. Dies aber bedeutet, den Boden für eine Krebserkrankung zu bereiten.

Im Französischen ist „la tache" der „Fleck". In der phonetischen Kabbala beziehen sich die drei Laute: *la - ta - che* auf folgende drei Signifikanzen:

La tache, der Fleck: Der Fleck, der das Gefühl von Schuld ausdrückt. Nur durch die unbefleckte Empfängnis wurde ein Kind ohne Makel, das heißt, ohne Erbsünde, in der Tradition der Katholiken, geboren. Wir müssen unsere Schuldgefühle los werden, denn Fehler sind menschlich. Lediglich das Verharren im Irrtum ist teuflisch.

L´attache, die Befestigung, Kette: Die Kette, die gebrochen werden muss: es ist unerlässlich, sich aus den fusionellen Bindungen zu lösen, was Carcinosinum schwer fällt.

la tâche, die Aufgabe, Arbeit: Jeder Mensch muss herausfinden, wozu er bestimmt ist und diesem Weg folgen. Leider ist genau das in der heutigen Gesellschaft nicht immer offensichtlich.

Aber lassen Sie uns nun den Körper von Fuß bis Kopf erforschen, was einer Reise von der Vergangenheit in die Zukunft gleicht. Homöopathische Ärzte wissen, dass die Entwicklung von Krankheiten hin zur Verschlechterung von unten nach oben im Körper und von außen nach innen erfolgt. Die Heilung indessen folgt der umgekehrten Richtung, sodass es dem Patienten in der Regel deutlich besser geht, sobald man bei den Symptomen der Füße angelangt ist. Selbige sind auch oft die ältesten Symptome und diejenigen, die sinngemäß zuletzt verschwinden.

Die Füße

Wie wir bereits gesehen haben, repräsentieren die Füße den Keim, die Basis (Grundlage), den Kontakt mit dem Boden und auch die Kindheit. Über die Reflexzonen, die den einzelnen Organen entsprechen, wird der gesamte Körper auf den Fußsohlen abgebildet. Dabei befinden sich beispielsweise die Organe des Kopfes auf den Zehen.

Sulfur ist die typische Arznei derer, die ständig „ihre Füße hochlegen wollen". Sie haben verstanden, dass dafür die Weisheit, mit dem zufrieden zu sein, was man hat, nötig ist. Sulfur ist selbst als Penner glücklich: Seine Lumpen scheinen ihm Seidenkleidung zu sein. Dieser Patient vertraut auf seine innere Sonne, selbst wenn er, wie der gallische Hahn mit beiden Füßen auf dem Misthaufen kräht. Sulfurs Problem liegt darin, dass er es nicht für nötig hält, der äußeren Sonne, der Stimme der anderen zuzuhören. Seine innere Sonne reicht ihm aus. Beachten Sie bitte hierbei, dass das französische Wort für „das Leiden" (souffrance) und „leiden" (souffrir) mit dem Wort für „Schwefel" (le soufre) in Beziehung stehen. Unter den homöopathischen Ärzten wird Sulfur als die Arznei verstanden, die tiefer als die Psora, das zugrundeliegende Leid, reicht. So enden viele homöopathische Behandlungen mit einer Gabe Sulfur.

Die Knöchel

Zwischen dem Fuß und dem Unterschenkel liegt der Knöchel, ein Bereich der Fragilität. Verstauchen wir uns den Knöchel, repräsentiert dies die Ausnahme von den Regeln, die Ausnahme von den Gesetzen, welche die Struktur und Stabilität des Lebens gewährleisten. Nach einem Fehltritt folgt der Schmerz. Hier lohnt sich wieder ein Blick auf die französische Sprache: ein Fehltritt ist ein „faux pas" und wird ebenso ausgesprochen wie „faut pas", etwas, das man nicht tun sollte.

Ein gutes Heilmittel bei wiederkehrenden Verstauchungen ist **Natrium carbonicum**. Diese Menschen haben Probleme, Harmonie zu erreichen, welche durch die Verstauchung gebrochen wird. Ursächlich sind hierbei die Impulse des Egos, symbolisiert durch den Fuß, und die Notwendigkeit der selbstlosen Liebe, repräsentiert durch den Oberkörper.

Rhus toxicodendron kommt bei akuten Verstauchungen zum Einsatz. Die Idee dieser Arznei kann mit dem Satz „Leben bedeutet Bewegung" auf den Punkt gebracht werden. Aber Rhus toxicodendron bewegt sich zu viel. Er rutscht aus und es kommt zur Verstauchung. In einer Metapher ausgedrückt kann die Art der Bewegung von Rhus toxicodendron mit der einer Gazelle beschrieben werden, die gerade vor einem Löwen flieht.

Die Achillessehne

Die Achillessehne ist die Schwachstelle des Menschen. Eine Sehne reißt oft genau dann, wenn wir uns zwischen mehreren Dingen „hin- und hergerissen" fühlen. Es stellt sich die Frage: wohin tendieren wir? Die Sehne, „tendo" (medizinischer Fachbegriff), zeigt ganz offensichtlich eine Verbindung zu „tendieren". Wir zögern zwischen dem „Ich" der Füße und dem „Wir" der Knie.

Im Zusammenhang mit der Achillessehne steht der zweiköpfige Zwillingsmuskel, der Musculus gastrocnemius soleus. Er repräsentiert die Dualität, deren trefflichste Arznei **Anacardium** ist. Interessanterweise ist es auch das „Königsmittel" für Sehnenprobleme. Man darf sagen, dass die Schwäche des Menschen in der Dualität liegt. Im Leben ist es wichtig zu wissen, wie man Entscheidungen trifft. So zum Beispiel die Entscheidung zwischen Geist und Materie, oder aber zwischen Ego und Altruismus.

Das Knie

Das Knie repräsentiert die zweite Dimension der Liebe. Probleme und Verletzungen auf dieser Ebene sind oft symptomatisch für den Konflikt zwischen Ego und dem Leben in einer Paarbeziehung.

Eines Tages kam ein Teenager mit Knieschmerzen in meine Praxis. Als ich ihn fragte, wie denn seine Freundin hieße, errötete er bis über beide Ohren und berichtete mir, dass seine Eltern nichts davon wüssten.

Lassen Sie uns einige Beispiele unserer großartigen homöopathischen Heilmittel für Knieleiden näher betrachten:

Medorrhinum hat viele Liebesaffären, wobei ein Partner auf den nächsten folgt. Bei diesem Patienten ist die Sexualität sehr reichhaltig. Auf der Suche nach immer mehr ist Medorrhinum zu sehr von der Macht des Egos gefangen. Der Patient lebt in ständiger Vorfreude auf die nächste Eroberung, was das Leid der „aufeinanderfolgenden Wir" zur Folge hat und die Ansteckung mit sexuell übertragbaren Krankheiten wie Gonorrhö ermöglicht. Eines der wichtigen Symptome von Medorrhinum ist das Schlafen auf dem Bauch in „genu-pectoraler" Stellung (Knie an Brust), so wie ein Frosch. Treten bei diesem Patienten Warzen oder Rheuma auf, finden sich die Symptome vornehmlich im Bereich der Knie.

Der **Iodum** Patient hat sich zum Beispiel beim Fußballspielen die Kreuzbänder gerissen. Diese Arznei steht, wie wir später noch sehen werden, im Zusammenhang mit dem Bedürfnis nach Transzendenz. Iodum wird weder von der Dualität des „Wir" noch von der Eitelkeit des „Ich" erfüllt. Er sucht nach der dritten Dimension, die Iodum jedoch in seiner ungezügelten Aktivität nicht finden kann. Nur eine ausgedehnte Ruhephase mit der damit verbundenen Kontemplation kann ihn der spirituellen Dimension, nach der er sich sehnt, näher bringen.

Die Hüfte

Die Hüften bilden, wie wir zuvor gesehen haben, „das Tor zum Menschen", so zu sagen den Zugang zur dritten Dimension der Liebe. Die Anatomie hat für die Hauptader der Hüfte einen sehr anschaulichen Namen gewählt: „Arteria femoralis" (frz. „artère fémorale"). Bei näherer Betrachtung erschließt sich folgender Formenkreis: „fait moral", die moralische Tatsache, und „femur" in Bezug auf „fait mur", eine Mauer errichten. Auch die Leiste steht mit der Hüfte in Verbindung und damit wieder das Thema Hass (französisch „haine" und „aine", gleich ausgesprochen).

Eine der bedeutensten, homöopathischen Arzneien bei Schädigung der Hüfte ist **China**:

Die Rinde des Chinarindenbaums war das erste Arzneimittel, das Hahnemann auf die Idee der Homöopathie brachte. Hahnemann las, dass der englische Arzt William Cullen ein malariaähnliches Fieber bei Arbeitern beschrieben hatte, die in Lagerhäusern tätig waren, in denen Chinarinde aufbewahrt wurde. Diese medizinische Substanz aus Peru wurde speziell zur Behandlung von Malaria verwendet. So beschloss Hahnemann, die Chinarinde an sich selbst zu testen: Nach einigen Tagen stellte er an sich zahlreiche Symptome fest, die er in seiner Materia Medica beschrieb. Dies war die erste homöopathische Arzneimittelprüfung. Unter all den hervorgerufenen Symptomen, abgesehen vom Fieber, waren Erschöpfung, Anämie und übermäßige Angst vor Tieren. Der China-Patient ist wie ein Baum, dessen Rinde entfernt wurde. Er verliert seinen „Saft", seine lebenswichtige Flüssigkeit und fühlt sich folglich erschöpft. Es ist die Arznei derer, die sehen wollen, was sich „unter ihrer Rinde" befindet. Sie möchten ihr Innerstes verstehen. Dennoch haben sie nicht den Mut, sich ihrem „inneren Tier" zu stellen.

China ist auch die Arznei derer, die von einer Psychoanalyse erschöpft sind. Dabei verlieren sich diese Menschen im Labyrinth der einzelnen Symptome, ohne den Schlüssel, die Essenz zu finden. Man könnte sprichwörtlich sagen, „sie sehen den Wald vor lauter Bäumen nicht". Dem China-Patienten ist es nicht möglich, auf die Synthese zuzugreifen. Passenderweise kann im alltäglichen Leben beobachtet werden, dass China-Patienten dazu neigen, ihre Schlüssel zu verlieren.

Tatsächlich muss aber auf die Analyse („la lyse anale", die Dualität) die Synthese („la sainte thèse", die heilige Dissertation), die dritte Dimension und somit die „Pforte durch die Hüfte" folgen.

Durch die Einnahme von **China** hatte Hahnemann die Kraft, mehr als einhundert Arzneimittelprüfungen zu erarbeiten, welche heute die wichtigsten homöopathischen Mittel darstellen. Dieser Weg verschaffte ihm das Wissen und die Kraft, sehr alt zu werden und Fürsorge für die Menschheit zu tragen.

Auf der Ebene des Abdomen

Der Bauchnabel

Der Bauchnabel nimmt eine zentrale Position im Bereich des Abdomens ein. Er ist der Ort der einstigen Verbindung zur Mutter. Symbolisch betrachtet entspricht der Nabel dem Ego. So wie der Egoist sich sprichwörtlich als Nabel der Welt sieht. Ein Nabelbruch steht für das Verlangen nach Wiederherstellung der fusionellen Liebe, so wie sie zwischen Mutter und Kind besteht.

Abrotanum blutet im Bereich seines Nabels. Der Patient hat das Durchtrennen der Nabelschnur nie verkraftet. Abrotanum versucht, mit seiner Umwelt Beziehungen in energetischer Abhängigkeit einzugehen. Er saugt alle, die in seine Nähe kommen, aus.

Der Magen

Auf abdominaler Ebene symbolisiert der Magen die Kraft und den Mut, alles zu „schlucken", selbst wenn es sich dabei um Unverdauliches handelt, wie zum Beispiel schlechte Nachrichten.

Acidum nitricum ist ein rigider Mensch, der niemals verzeiht. Er kann nicht einmal die Beleidigung seines besten Freundes verdauen und hasst ihn dafür ein Leben lang. Die Situation endet damit, dass Acidum nitricum so tief gekränkt ist, dass er ein Magengeschwür entwickelt. In der Medizin wird das Magengeschwür als Ulkus bezeichnet. Interessanterweise finden wir dieses Wort in Form von „ulcérer" im Französischen wieder, was „tief kränken" bedeutet. Acidum nitricum-Patienten haben überdies oft die Angewohnheit, Unverdauliches zu essen (Kreide, Erde, etc.).

Der Darm

Der Darm steht für die labyrinthische Wanderung des Selbst im Konflikt mit dem inneren Tier.

Colocynthis kann seinen Zorn nicht abschütteln und somatisiert mit abdominellen Koliken, die ihn zu halbieren scheinen.

Arsenicum album ist ein gutes Heilmittel bei akuter Diarrhö, welche den Patienten förmlich entleert und bis zur Gefährdung des Lebens führen kann. Der Schlüssel zu dieser Arznei liegt in der Angst des Patienten vor dem Tod. Gibt es etwas danach? Weil Arsenicum daran zweifelt, hält er sich am Materiellen fest und wird akribisch und geizig.

Die Verstopfung symbolisiert die Weigerung zu geben. Eines der Hauptmittel bei Obstipation ist **Opium**. Bei diesem Patienten sind alle Lebensfunktionen aufgrund eines großen Schreckens / Schocks gelähmt. Opium nimmt nicht mehr am äußeren Austausch teil. Er schneidet sich von den anderen, von Gott ab und findet sich dann, in sich selbst eingesperrt, in der Hölle wieder.

Die Nieren

Die Nieren sind auf einer höheren Ebene das Gegenstück zu den Füßen. Sie sind der innere Keim, der Sitz der Urkraft, der Energie, die uns von unseren Ahnen weitergegeben wurde. Auf der Ebene dieses Organs liegt der Zugang zum „Hören auf das Innerste", um von der Dualität des „Wir" zur Dreifaltigkeit zu gelangen, welche wiederum ihren Sitz in der Leber hat.

In den Nieren lauert die Angst. Die Angst, die uns unserer Ur-Energie beraubt und uns die „Defusionierung", die Autonomisierung fürchten lehrt.

Phosphorus ist ein gutes Heilmittel für Menschen, die sich nicht von einer zerbrochenen Beziehung erholen können. Sie verlieren an Gewicht und Energie. Sprichwörtlich stehen diese Patienten neben sich selbst und fühlen sich zunehmend nicht geerdet und getrennt von ihrem physischen Körper. Es sind die Patienten, die plötzlich eine hämorrhagische Nephritis entwickeln. Durch die Wirkung von Phosphorus kann die Krankheit gestoppt werden und der Patient „findet wieder auf seine Füße", spürt den Boden wieder unter sich. Jetzt öffnet sich Phosphorus einer ausgewogenen spirituellen Dimension.

Der Pankreas

Der Pankreas ist das Kraftwerk des Körpers. Er ist das Zentrum, in welchem die Energie verteilt wird, die für das Schöpferische nötig ist. Der Name dieses Organs entstammt dem Griechischen: „pan-kreas", im Französischen „tout chair", was im Deutschen mit „alles Fleisch" übersetzt werden kann. Durch das im Pankreas gebildete Insulin kann Zucker in die Körperzellen aufgenommen werden. Zucker stellt für die Zellen den Treibstoff dar, er versorgt sie mit lebenswichtiger Energie.

Spongia tosta hat eine Affinität zur Bauchspeicheldrüse. Die tieferliegende Problematik dieser Arznei ist die des Schwamms: eigentlich ist der Schwamm ein im Meer lebendes Tier, doch verhält es sich wie eine Pflanze. Der Patient kann sich nicht von seiner Mutter lösen, von welcher er abhängig ist. Dadurch verliert Spongia seine Autonomie und vegetiert vor sich hin.

Phosphorus triiodatus zeigt sich als gutes Heilmittel bei angehender Diabetes. In dieser Arznei finden sich die Anteile von Phosphorus, das Schwierigkeiten hat zu inkarnieren, und Anteile von **Iodum**, der nach Gott sucht, vereint.

Die Milz

Die Milz spiegelt das Bedauern über die Vergangenheit, die Schwermut (frz. „le spleen" und „splen" als Fachbegriff für die Milz) wider. Dabei handelt es sich aber um eine Sackgasse, die uns rückwärts führt.

Capsicum hat einen Umzug schlecht überstanden. Seitdem wird der Patient dick, leidet an Schlaflosigkeit und entwickelt eine Mastoiditis. Dabei handelt es sich um eine Otitis, die sich auf das Os temporale erstreckt, „den Knochen der Zeit". Der Patient hat Sehnsucht nach dem Paradies, nach dem Leben im Uterus der Mutter.

Die Leber

Die Leber symbolisiert den Durchgang zu den oberen Ebenen, den Weg über das Zwerchfell von der Erde hin zur Sonne. Die große Vene der Leber wird als „Pfortader" bezeichnet. Sie ist die schmale Pforte zum höheren Bewusstsein, wie in den Evangelien beschrieben: „Viele sind berufen, aber nur wenige sind auserwählt". Wollen wir uns von der labilen, materiellen Welt befreien, brauchen wir Glauben und müssen aufhören, uns zu grämen. Das Kreuz bedeutet „ich glaube". So wird im Französischen „croix", das Kreuz, ebenso ausgesprochen wie „je crois", ich glaube. Beachten Sie des Weiteren, dass der Glaube „la foi" identisch wie „la foie" die Leber gesprochen wird. Über diese phonetische Kabbala ergibt sich der Gedanke der Leber: glauben (frz. „croire"), Glauben haben (frz. „avoir la foi"), wachsen (frz. „croître") und schließlich der Weg nach oben zu den höheren Ebenen (frz. „pousser en hauteur").

Chelidonium weigert sich, die Dinge klar zu sehen. Anstatt wirklich zu leben, grämt sich der Patient und leidet unter Leberschmerzen. Chelidonium ist das Schöllkraut, welches als „die große Erleuchtete" bezeichnet wird. Der gelbe Saft dieser Pflanze hilft, lokal aufgetragen, Warzen verschwinden zu lassen. Diese Entsprechung findet sich in der Bibel wieder, wo der blinde Tobias durch das Auftragen von Galle auf seine Augen geheilt wird.

Lionel führt ein mondänes Leben ohne bestimmtes Ziel. Irgendwann rät ihm ein Freund, Chelidonium auf seine hartnäckigen Warzen an der Hand aufzutragen. Einige Zeit später findet Lionel zur Spiritualität und beginnt, sich in der Dritten Welt helfend zu engagieren.
Chelidonium ist ebenfalls ein wirksames Heilmittel für Eltern, welche die Geduld mit ihren un-

ruhigen Kindern verlieren und befürchten, gewalttätig zu werden. Besonders dann, wenn sie selbst als Kinder geschlagen wurden.

Auf der Ebene des Thorax

Der Thymus

Der Thymus ist das Organ, in dem die Erkennung zwischen dem „Ich" und dem „Nicht-Ich" stattfindet. Er ist Sitz der zellulären Immunität, die bei Krankheiten wie AIDS scheitert, oder aber überreagiert, wenn Transplantate abgestoßen werden.

Kalium iodatum leidet an einer Trachealkompression aufgrund einer übergroßen Thymusdrüse. Der Patient neigt zu fixen Ideen, von denen er nie loskommt. Kalium iodatum verliert seine Fähigkeit zuzuhören und zu verstehen. Ein bemerkenswertes Symptom ist, dass der Patient seine eigenen Kinder nicht erkennt. Ohne Zweifel ist auf dieser Ebene der Ursprung von Autoimmunkrankheiten zu suchen, bei welchen der Körper seine eigenen Organe ablehnt, er verkennt sozusagen seine eigenen Kinder.

Die Lunge

Die Lunge ist der Sitz der Atmung und bedingt das extra-uterine Leben. Mit ihrem Rhythmus der Ein- und Ausatmung verweist sie auf das Paar „Geben und Nehmen". Menschen, die sich von etwas Bestimmten zu neuen Ideen anregen lassen, bezeichnen wir als „inspiriert". Dieses Wort stammt vom Lateinischen „inspirare", was einhauchen oder hineinblasen bedeutet. Adam aus der Bibel wird aus Lehm durch Gottes Atem erschaffen.

Ipeca leidet an akutem Asthma. Der Patient erbricht, wobei seine Zunge sauber bleibt. Ipeca ist ein Mensch, der nicht weiß, was er will. Er hält die verbrauchte Luft, die er eigentlich ausatmen sollte, zurück und erbricht die Nahrung, die verdaut werden muss.

Husten ist oft der Zeuge unserer Schwierigkeit, mit anderen in einer Gruppe zu leben. So konnten die Kinder zum Beispiel den ganzen Sommer über mit ihrem Spiel verbringen, in totaler Freiheit (frz. Spiel „jeu" wird ausgesprochen wie das Wort für

Ich „je"). Sie beginnen zu husten, sobald die Schule wieder startet und ihnen die Zwänge des Gemeinschaftslebens auferlegt: man muss auf seinem Platz sitzen bleiben und darf nicht „aufmucken" (das französische Wort „broncher" bedeutet aufmucken und erinnert sofort an „Bronchien"). Der Husten drückt also den Kummer aus, wie er zum Beispiel von **Ignatia** empfunden wird (Im Französischen gibt es folgenden interessanten Zusammenhang: Ich huste „je tousse" wird ausgesprochen wie „je - tout" was mit ich - alle übersetzt wird). Ignatia amara leidet unter der Trennung von einer geliebten Person durch ein Unglück, eine Scheidung, etc.

Die Pleura

Die Pleura umgibt die Lunge und schützt den „Atemwegsbaum". Sie spiegelt das Haus wider, das uns behütet und welches nur schwer verlassen werden kann.

Bryonia, die Zaunrübe, ist eine Pflanze mit enormen Wurzeln. Der Patient wird eine Pleurapneumonie entwickeln, sobald sich beispielsweise der Plan für ein Ferienlager abzeichnet.

Die Rippen

Die Rippen formen eine Art Käfig, bilden den Brustkorb, der alle fragilen Organe des Thorax umgibt. Im Alten Testament erschuf Gott Eva aus einer Rippe von Adam. So symbolisiert die Rippe die Person neben uns, die Beziehung zum (Ehe) Partner.

Kalmia latifolia leidet an einer Rippenfraktur. Kalmia möchte derjenige sein, der die Menschen miteinander in Verbindung bringt. Die ganze Welt soll sich nur um ihn drehen. Keiner soll ohne ihn leben können. In Wirklichkeit will Kalmia die anderen Menschen in einem Käfig halten.

Die Blüte von **Cactus grand.** öffnet sich des nachts, geschützt vor allen Blicken. Das Cactus-Kind leidet an Asthma mit dem Gefühl, der Brustkorb sei in einen Schraubstock gespannt. Cactus erträgt es nicht, wenn man ihm bei seinen Pflichten zusieht. Dann fühlt er sich wie ein beobachtetes Tier in einem Zoo. Der erwachsene Cactus-Patient wird eine Prinzmetal-Angina mit schrecklichen Herzschmerzen bekommen. Er beschreibt die Schmerzen, als sei das Herz in einen Schraubstock gespannt. Sie entstehen aufgrund von Spasmen der Coronar-Arterien.

Das Blut

Das Blut mit seinen roten Blutkörperchen wird in der Lunge mit Sauerstoff angereichert und enthält die roten Blutkörperchen, welches Zellen ohne Zellkern sind. Der Verlust des Zellkerns verweist auf den Begriff des Vaters: Er ist derjenige, durch den wir verlieren, denn er trennt uns von der Mutter.

Natrium muriaticum leidet unter der Ablehnung durch den Vater. Der Vater ist abwesend und verschwindet so zu sagen aus dem Leben des Patienten. Natrium macht sich viele Sorgen. Wir nähern uns über das Französische an, wo man dies mit „il se fait mauvais sang" (er macht sich schlechtes Blut) ausdrückt. „Mauvais sang" bedeutet „schlechtes Blut". Der Natrium muriaticum-Patient kann in Folge eine Erkrankung des Blutes wie Leukämie entwickeln.

Innerhalb der roten Blutkörperchen wird der Sauerstoff vom eisenhaltigen Hämoglobin gebunden.

Ferrum metallicum ist das Heilmittel bei Anämie. Diese Patienten können nicht mehr tun, was sie tun sollen. Im Gegensatz dazu sind sie, nach einer Gabe dieser Arznei, oft wohlhabende Menschen mit einem eisernen Willen.

Das Herz

Das Herz ist der Meister des Kreislaufs. Es ist das einzige Organ, welches seit Start des Lebens kontinuierlich arbeitet und ohne Unterlass das Blut unerbittlich an alle anderen Organe verteilt. Das Herz ist wie die Sonne, die ihre goldenen Strahlen großzügig an alle Lebensformen aussendet.
Beide, das Herz und das Gold, stehen für die Vaterrolle und symbolisch darüber hinaus für Gott, die Quelle des Lebens selbst.

Aurum metallicum ist das Heilmittel derer, die auf der Erde eine gottähnliche Rolle spielen wollen. Sie streben nach Reichtum, um diesen an andere verteilen zu können und dadurch die Quelle von allem zu werden. Leider kann Aurum für diesen Zweck dazu gebracht werden, die Gesetze des wahren Gottes zu brechen, was bis zum Töten führen kann. Schließlich bricht das schreckliche Schuldgefühl über Aurum herein und treibt ihn in den Selbstmord oder er entwickelt eine Herzkrankheit.

Auf der Ebene der oberen Gliedmaßen

Die Finger

Die Finger symbolisieren den „Finger Gottes", der uns zeigt, was wir tun sollen. Im Französischen wird das Wort für „doigt", der Finger, ebenso ausgesprochen wie „doit", was sollen bzw. müssen bedeutet. Die zehn Finger symbolisieren die zehn unabdingbaren Gebote, die für ein Leben in der Gruppe nötig sind: du sollst nicht töten, du sollst nicht stehlen, du sollst nicht ehebrechen etc.

Digitalis befindet sich auf dieser Ebene im Konflikt. Diese Gebote machen ihm das Leben geschmacklos: Spaß ist verboten und so ist es das Herz, das leidet. Digitalis ist das Heilmittel derer, die allergisch auf Anstrengung reagieren, vor allem dann, wenn sie auferlegt ist.

Die Hände

Die beiden Hände sind das Symbol für das, was zu erschaffen möglich ist. Daher repräsentieren die Hände auch die Zukunft (phonetisches Wortspiel zwischen „à demain" was morgen bedeutet und „deux mains" die beiden Hände). Auch das Sprichwort „Was du heute kannst besorgen, das verschiebe nicht auf morgen" verweist auf diese Thematik. Der Handschlag besiegelt Freundschaften wie auch Abkommen - so symbolisiert eine mit Ausschlag oder Warzen bedeckte Hand die Verweigerung, sich auf andere einzulassen.

Beide Hände von **Ferrum picricum** sind mit Warzen bedeckt. Der Patient ist in seinem Tun zu sehr leistungsorientiert und „legt die Latte zu hoch".

Das Handgelenk

Im Gegensatz zu den Knöcheln repräsentieren die Handgelenke die Kraft des Menschen.

Calcium carbonicum leidet an einer Synovialzyste am Handgelenk. Der Patient kann nicht über ein Gefühl der Schwäche hinwegkommen, welches seine zahlreichen Ängste erklärt (zum Beispiel die Angst vor Tieren).

Der Ellenbogen

Wollen wir uns verteidigen oder zuschlagen, müssen wir unweigerlich den Ellenbogen heben.

Bromum leidet an einem Ekzem am Ellenbogen. Er hebt den Arm aus Angst, jemand könnte ihn angreifen, solange er auf der Erde / an Land ist. Bromum träumt davon, sein Schiff zu besteigen und wieder zum Meer zurückzukehren.

Agaricus muscarius leidet an einer Sehnenentzündung am Ellbogen. Dieser Patient hat zu viel Energie. Er schlägt zu stark zu, sodass sein Körper darunter leidet.

Phosphorus zeigt Psoriasis um den Ellbogen. Dieser Mensch ist sanftmütig, er will nicht schlagen.

Die Schulter

Die Schulter ist der Bereich des Körpers, der es erlaubt, in Anlehnung an „Atlas", die Welt zu stützen. Im Deutschen gibt es kein Sprichwort, das dies zum Ausdruck bringt. Aber im Französischen finden wir „s´epauler", sich anstrengen, was mit „l´épaule", die Schulter in Verbindung steht. Wir müssen uns anstrengen, um es zu schaffen.

Calcium phosphoricum ist das typische Heilmittel für PHS (Periarthritis humeroscapularis), wobei das Gelenk verknöchert. Dieses Gelenk formt ein Kreuz zwischen der Vertikalen mit der Wirbelsäule und der Horizontalen mit dem ausgestreckten Arm. Calcium phosphoricum muss sein Kreuz tragen, in einer Welt, die ihm ungerecht erscheint. Der Patient leidet an seinem Wachstum (Wachstumsschmerzen).

In ihrem Beruf als Sozialarbeiterin war Anne-Laure ständig mit großer materieller und emotionaler Not konfrontiert. Sie war immerzu bemüht, die anderen Menschen zu unterstützen. So litt Anne-Laure bereits im Alter von 40 Jahren an einer PHS.

Oleum jecoris aselli greift im Bereich der ankylosierenden Spondylitis auf gleiche Weise ein. Diese Krankheit betrifft das Iliosakralgelenk, welches das Kreuz im unteren Körperbereich repräsentiert. Der Patient leidet an einem Vater, der sich für viele Jahre aus dem Familienleben zurückgezogen hat. Oleum lehnt den Vater ab und unterstützt damit das Prinzip der Sonne nicht mehr.

Auf der Ebene des Halses

Die Schilddrüse

Die Schilddrüse reguliert die thermische Adaption und das Wachstum des Körpers. Aus symbolischer Sicht ist sie, wie auch die Leber, eng mit dem Zugang zur Spiritualität verbunden.

Iodum: im Lauf der Evolution ermöglichte Jod, den Fischen das Wasser zu verlassen, um an Land zu leben. Während die Thermoregulation zu Wasser langsam stattfindet, muss sich der Organismus an Land starken Temperaturveränderungen anpassen. Jod führt zum Katabolismus, also zur Destruktion des Fleisches, um Wärme zu produzieren. Symbolisch gesehen repräsentiert das Verlassen des Wassers das Ende der fusionellen Liebe, wie wir sie bei Mutter und Kind finden. Wir verabschieden uns von dieser verschlingenden Beziehung, um uns der altruistischen Liebe zuzuwenden, die den anderen in seiner Individualität respektiert. Diese Passage verweigernd, beginnt sich Iodum zurückzuentwickeln. Der Patient leidet an Schilddrüsenproblemen, oder auch an einer seromukösen Otitis - einer Form der Otitis, bei der der Patient im wahrsten Sinne des Wortes „wie durch Wasser" hört, genauso wie auch während des intrauterinen Lebens.

Der Kehlkopf

Der Kehlkopf moduliert die Stimme. Es besteht eine Beziehung zwischen der Stimme „voix" und dem „Weg, der eingeschlagen werden soll" (frz. „la voie à suivre"). Wer seine Stimme verliert, hat auch oft seinen Weg verloren und weiß nicht mehr wohin er gehen soll. In bestimmten Situationen, in denen wir nicht reagieren können, „bleiben wir ohne Stimme (versagt die Stimme)". Dies ist der Ursprung der akuten oder chronischen Laryngitis.

Aconitum napellus verliert seine Stimme durch einen brutalen Schock. Der Patient entwickelt eine akute Larynxkrise um 23 Uhr.

Der Zustand von **Spongia tosta** verschlechtert sich durch feuchtes Wetter sowie durch Wind, der vom Meer kommt. Wie ein Schwamm kann Spongia seine Mutter nicht verlassen. Vorhandensein von Atemnot.

Hepar sulphuris weiß nicht mehr, welche Richtung es wählen soll: in den Augen von Hepar ist die Welt verdorben. Seiner Meinung nach sollte sie in Brand gesteckt werden, damit man danach wieder klarer sehen kann. Der Patient entwickelt Raucherhusten.

Calcium bromatum fühlt sich in seinem eigene Zuhause in Gefahr. Die Menschen, die ihn beschützen sollten (die Eltern), erweisen sich als unfähig. Laryngitis während des Zahnens.

Arum triphyllum hat eine bitonale Stimme. In der Tat schafft es der Patient nicht, den richtigen Ton zu finden, seine Stimme anzupassen.

Calcium sulphuricum hat eine durch Eifersucht gebrochene Stimme: man kümmert sich nur noch um den neugeborenen Liebling.

Calcium carbonicum hat vor allem Angst. Alle Wege des Lebens sind für ihn beunruhigend. Der Patient leidet an einer chronischen Laryngitis

Cuprum, ein gutes Heilmittel für den Kehlkopf, fühlt sich nicht auf der Höhe, um seinem Weg zu folgen. Seit der Geburt zeigt das Kind eine Larynxmalazie, also einen Kehlkopf, der nicht ausreichend verknöchert, was schließlich zu einer schwierigen und rauen Atmung führt.

Olibanum sacrum, der Weihrauch, ist ein Heilmittel für totale Tonlosigkeit (Aphonie). Der Patient träumt, sein Vater würde ihn töten. Er fühlt sich „kastriert" durch die Autorität des Vater. Olibanum ist ein wichtiges Heilmittel bei Vorliegen eines Ödipuskomplexes.

Auf der Ebene des Kopfes

Der Mund

Der Mund, Sitz des Wortes, ist eine symbolische Kombination aus dem weiblichen Organ mit der Vertiefung, der Mundhöhle, und dem männlichen Organ mit der Zunge. Das Wort - als das „produzierte Kind" ist daher göttlich, denn es resultiert aus einer Art unbefleckter Empfängnis: Mit der oberen Körperhälfte erschaffen wir wie Gott. Im Gegensatz dazu ist unsere untere Körperhälfte geschlechtsspezifisch. Wir haben nur den einen Teil, der nötig ist, um ein menschliches Wesen zu erschaffen.

Das Stottern übersetzt die Schwierigkeit, auf das richtige Wort zuzugreifen. Das Wort stolpert, es wird auf spastische Weise wiederholt.

Mercurius solubilis stottert, weil er zu schnell sprechen möchte, um seinen Ansprechpartner „einzuwickeln". Von den Göttern eingeweiht und mit der Aufgabe betraut die Botschaft den Menschen zu bringen, ist Mercurius versucht, diese für seinen eigenen Profit zu missbrauchen. Dieser Patient wird durch seinen übel riechenden Atem, seinen starken Speichelfluss und sein Stottern verraten.

Lilium tigrinum hat Angst, etwas Falsches zu sagen. So macht der Patient den Mund nicht mehr auf und flüchtet sich in eine unaufhörliche physische Aktivität. Diese Arznei ist für Menschen, die alleine schöpferisch tätig sein möchten und dabei ihre Reinheit bewahren wollen. Sie sehen nicht den Geist, sondern den Buchstaben.

Die Nase

Mit ihrer zentralen Lage im Gesicht ist die Nase gut sichtbar und in ihrer Position analog zur Wirbelsäule. Sie ist ein gut bekanntes Symbol für das männliche Geschlecht, das Geschlecht, welches penetriert. In Anlehnung daran „durchringen" Menschen einen bestimmten Sachverhalt, wenn sie „eine Nase für etwas haben". Jemand, der seiner Nase folgt, folgt seiner Intuition und dringt zum Kern der Sache vor. Ist die Nase hingegen verstopft, können wir das Essenzielle nicht mehr verstehen. Die Intuition ist eine grundlegende Fähigkeit des Menschen, welche vom Verstand, dem Intellekt ausgeglichen wird. Wir sollten lernen, unserer Nase zu folgen und auf unsere Intuition zu hören (im Französischen wird das Wort für Nase „nez" genauso wie „né" für geboren ausgesprochen. Dr. Grandgeorge schreibt analog dazu: ... wenn wir geboren werden, dann um zu riechen").

Plumbum kann nicht mehr riechen. Alles wird schwer, belastend, zwingend, so wie ein bleierner Mantel.

Colchicum hat einen erhöhten Geruchssinn und erbricht durch die Gerüche der Küche. Es handelt sich um Menschen, die nach dem richtigen Weg, dem aristokratischen Leben suchen. Sie ertragen es nicht, an den Ort hinabzusteigen, wo die Hausarbeit erledigt wird.

Die Nebenhöhlen

Die Nasennebenhöhlen (Sinus) sind in enger Verbindung mit den Nasenhöhlen. Der Sinus maxillaris (Kiefernhöhle) ermöglicht uns die räumliche, der Sinus frontales (Stirnhöhle) die zeitliche Orientierung.

Mezereum ist desorientiert, er verliert seit einem Ortswechsel seine Orientierung. Der Patient leidet an einer beidseitigen chronischen Sinusitis maxillaris.

Thuja leidet an einer Stirnhöhlenentzündung. Am liebsten möchte dieser Patient alles kontrollieren. Doch die Zeit kann Thuja nicht beherrschen. In Anbetracht der Unendlichkeit wird ihm schwindelig. Er stürzt sich in passionierte, spirituelle Abenteuer, um sich neu zu fokussieren.

Die Ohren

Die Ohren sind der Ort des Hörens auf das Außen und daher der Beziehung zu den anderen. Das Innenohr mit seinem Labyrinth ermöglicht die Orientierung der eigenen Person im Raum sowie das Gleichgewicht. Dieser Bereich des Ohrs beherbergt symbolisch das „Umherirren im Labyrinth des Ichs".
Die Ohren sind für den Kopf das, was die Füße im unteren Körperbereich und die Nieren im Bereich des Abdomens sind: sie symbolisieren den inneren Keim. In der Akupunktur findet sich auf der Ohrmuschel der gesamte Körper widergespiegelt (Auriculotherapie).

Das Hören wird auch als Gehör (frz. „ouïe") bezeichnet. „ouïe" wird genauso wie das französische Wort für Ja „oui" ausgesorochen, also die Zustimmung, die dem anderen gegeben wird.

Tellurium leidet an einem Ekzem der Ohrmuschel, welches nach einem Ausfluss bei einer Mittelohrentzündung auftritt. Der Patient ist hypersensibel und kann von nur einem einzigen unglücklichen Wort erschüttert werden, das wie ein Erdbeben durch seinen Körper geht.

Bei **Conium maculatum** bessert sich das Hörvermögen, nachdem ein Ohren-schmalzpropfen entfernt wurde. Tatsächlich strebt Conium eifrig und mit viel An-strengung nach Erkenntnis, vergisst dabei aber das Wichtigste: den anderen zu-zuhören! Der Patient leidet an Schwindel, wenn er zur Seite blickt. Der Weg der Erkenntnis ist lang und wird von vielen Fallen begleitet. Man erklimmt den Berg schwer, jedoch fällt man ihn leicht hinab.

Die Augen

Die Augen ermöglichen es uns, die Welt zu sehen und sind gleichzeitig der „Spiegel unserer Seele". Kürzlich erklärte mir eine meiner Patientinnen aus einer jüdischen Familie, die seit der Rückkehr aus dem Todeslager Atheisten sind, dass es in der Fa-milie viele Probleme mit den Augen gebe *(„Nous avons des problèmes avec d'yeux das la famille")*. Ich nahm folgenden, phonetisch identischen Satz wahr: Wir haben in der Familie Probleme mit Gott *(„Nous avons des problèmes avec Dieu dans la famille")*. Dar-aufhin fragte ich die Frau, ob ihre Familie religiös sei. Sie antwortete: „Nein, wir sind Atheisten seit dem letzten Krieg." Sie befinden sich in einer Sackgasse auf dem Weg zur dritten Dimension der Liebe und somatisieren ihre Problematik über wieder-kehrende Augenerkrankungen. Die Lösung fand sich in einigen homöopathischen Dosen **Opium**. Der Opium Patient zweifelt an der Realität des Paradieses und ist Opfer aller Ängste und Schuldgefühle.

Die Haare

Die Haare repräsentieren Kraft, Stärke und Schönheit. Samson verliert seine Kraft, als man ihm die Haare abschneidet. Es handelt sich dabei vor allem um sexuelle Kraft.

Acidum phosphoricum fühlt sich in Folge von Kummer leer und verliert seine Haare in großer Menge.

Chelidonium wird von seinen religiösen Zweifeln geplagt und verliert sein Haar im Bereich der „Tonsur", wie man sie bei Mönchen sieht. Es ist der Bereich des energetischen Austauschs mit der höheren Welt der Spiritualität.

Bei manchen Menschen ergraut das Haar vorzeitig, was für den homöopathischen Arzt immer ein hilfreiches Symptom ist.

Lycopodium beispielsweise möchte sofort weißes Haar haben, steht es doch als Zeichen der Weisheit der Vorfahren.

Das Gehirn

Das Gehirn ist Sitz des Intellekts. Es ist eine Gabe, doch manchmal ein Hindernis. *„Seelig sind die Armen im Geiste"* (Mat. 5:3), sagte Christus. So drängt uns das Gehirn (der Verstand) oftmals dazu, alles zu verkomplizieren. Die beiden Gehirnhemisphären sind der Ursprung der Dualität. Die linke Hemisphäre wirkt auf die rechte Körperhälfte, ist Sitz der Rationalität und symbolisiert die männliche Seite. Die rechte Hemisphäre wirkt auf die linke Körperhälfte, sie ist für die Assoziationen, die Gefühle verantwortlich und symbolisiert die weibliche Welt. Die beiden Hemisphären sind über das Corpus callosum verbunden und getrennt durch die Falx cerebri.

Naja ist ein gutes Heilmittel für Patienten, deren Symptome auf eine schlechte Kommunikation zwischen den beiden Gehirnhälften hindeuten. Falls Naja Selbstmord begeht, dann mit einer Axt, die seinen Kopf entzwei spaltet. Naja ist auch das Heilmittel für Patienten, die unter einer Agenesie des Corpus callosum leiden, also dem Bereich, der die Verbindung der beiden Hemisphären darstellt.

Die Gehirnhäute

Die Namen der drei Gehirnhäute, die das Gehirn umhüllen, sind vielsagend: Pia mater (frz. la pie-mère), Arachnoidea und Dura mater (frz. la dure-mère). Der lateinische Begriff „pia mater" entspricht der weichen, der frommen Mutter, die für uns gebetet hat und die uns ermächtigt hat, selbstständig zu werden. Die Arachnoidea (lat. arachnida = Spinne) hat uns in ihrem Spinnennetz, der fusionellen Liebe, eingefangen, aus dem wir nicht entkommen können. Die „dura mater", die harte Mutter, hat uns nie genug geliebt.

Am Ende dieses Kapitels sehen wir den symbolischen Wert von Symptomen eines bestimmten Organs, die ein Mittel sind, um die unbewussten Kräfte, die einer Krankheit zugrunde liegen, zu verstehen.

Ein weiterer Zugang zum Verständnis kranker Menschen liegt in der Psychoanalyse, insbesondere in der Betrachtung von Träumen, über welche sich das Unbewusste in verschlüsselten Worten ausdrückt.

So berichtete mir beispielsweise ein Freund während des Medizinstudiums, dass er eine Psychoanalyse wegen einiger Probleme, die er nicht versteht, mache. Damals nahmen wir an einem Anatomiekurs zum Thema der Leiste teil. Unser Professor, ein Chirurg, sprach gerade über die Gefahr bei Metzgern, sich durch einen unglücklichen Stich mit dem Messer an der Femoralarterie zu verletzen, weswegen sie sich oft durch mehrere Schürzen schützen. In dieser Nacht träumte mein Freund, er selbst sei Metzger und verletze sich an der Femoralarterie (frz. artère fémorale). Er berichtete davon seinem Psychoanalysten. Der Therapeut, der seit einigen Sitzungen nichts gesagt hatte, brach sein Schweigen und antwortete: „fémorale, fait moral!" Diese beiden Worte klingen im Französischen identisch, wobei „fait moral" als „moralisches Vergehen" übersetzt wird. Dies war der Auslöser. Mein Freund erinnerte sich sofort an ein „moralisches Vergehen" in seiner Kindheit, welches er nie „verdaut" hatte und das wie ein Loch in seinem „Fass der Danaiden" war.

Die Kraft der Psychoanalyse liegt in ihrem direkten Zugriff auf das Wort, wodurch sie zu einem der Königswege der Heilung wird. „*Sprich nur ein Wort und er wird gesund sein*", wie es der Zenturio von Christus forderte. Das gut gewählte Wort ist wie ein Schwert, das exakt das Herz des Menschen durchdringt. In der Praxis hat die Psychoanalyse ihre Grenzen, da der Therapeut nicht den menschlichen Körper untersucht und sich daher eines Teils der Zeichen beraubt, die ihn womöglich in seiner Analyse schneller voran schreiten ließen.

6. Die Homöopathie, ein Schlüssel zum Unbewussten

Die Homöopathie bietet uns einen weiteren Schlüssel, sowohl um Zugang zum Unterbewusstsein zu erlangen als auch zur Sprache des Körpers.
Die homöopathische Arbeitsweise beruht auf den Ergebnissen von so genannten Arzneimittelprüfungen. Dabei nehmen gesunde Menschen täglich eine medizinische Substanz, verdünnt und dynamisiert, ein, solange bis Symptome hervorgerufen werden. Diese Prüfungssymptome werden sorgfältig, unter der genauen Wortwahl des Probanden, aufgeschrieben. Die Häufigkeit und Qualität der Symptome sind dabei von der geprüften Substanz, sowie der Empfänglichkeit der Probanden abhängig. Am Ende der Prüfung werden alle Symptome in der homöopathischen Materia Medica registriert und klassifiziert. Einige der beobachteten Symptome spiegeln die ursprüngliche Wirkungsweise der Substanz wider, andere sind Zeugen einer sekundären Reaktion des Organismus.
Diese Prüfungssymptome können sowohl physischer als auch psychischer Natur sein. Träume sind dabei besonders wichtig, da sie das grundlegende Wesen des Stoffes widerspiegeln und sehr spezifisch sind.

So testete Hahnemann mit seinen Kollegen eines Tages **Acidum muriaticum**, Salzsäure, in infinitesimalen Dosen. Bei dieser Prüfung wurden fast 600 Symptome zusammengetragen. So notierte Hahnemann zum Beispiel: „Schlaf schwierig, ruhelos; am vierten Tag, Traum, dass die Mutter stirbt."

*Zwei Jahrhunderte später bringt eine verzweifelte Mutter ihr sieben Monate altes Baby zu mir in die Sprechstunde: „Mein Sohn ist ohne Unterlass krank! Eine Bronchitis folgt der nächsten." Beim Durchsehen des U-Hefts (in Frankreich „carnet de santé") entdecke ich das zweimalige Auftreten von Hämorrhoiden, was bei Kindern sehr selten vorkommt. Ein Blick in die Materia Medica von Kent zeigt mir, dass dieses Symptom singulär ist, also nur bei einer Arznei auftritt: **Acidum muriaticum**. Die Mutter, eine noch junge Frau, erscheint mir selbst ängstlich, müde und vorzeitig gealtert (faltig). Ich frage sie, wie es ihr selbst geht. Nun berichtet sie mir, dass sie seit einigen Jahren schlecht schläft und von einem Albtraum geplagt wird, der sie weckt und daran hindert, wieder einzuschlafen. Auf meine Nachfrage erzählt sie: „Ich träume, dass meine Mutter stirbt!" Ein Blick in die Materia Medica Pura von Hahnemann, übersetzt von Jourdan 1820, lässt mich erkennen, dass es sich dabei um einen pathologischen Traum von **Acidum muriaticum** handelt. Ein Schauer durchläuft mich. Ich frage nach, wie es ihrer Mutter geht. „Meine Mutter starb an Tuberkulose, als ich sieben*

Jahre alt war. " Sie lebten zu dieser Zeit in Marokko und zogen dann nach Frankreich zurück. Eine Generation später lässt sie ihr Kind, geplagt von einer Bronchitis mit höllischem Husten, den Tod ihrer eigenen Mutter wieder erleben. Ich verordne Mutter und Kind Acidum muriaticum in homöopathischer Dosis. Die Bronchitis verschwindet und der Schlaf der Mutter stellt sich wieder ein.

Nach dieser Erfahrung stelle ich für mich fest, dass **Acidum muriaticum** mit der Angst, die Mutter zu verlieren, korrespondiert.

Etwas später bittet mich ein Mann bezüglich seiner schmerzenden Hämorrhoiden um Hilfe, die seit drei Wochen jeglicher Behandlung widerstehen. Mir fällt sein ängstliches Gesicht auf und ich frage ihn, wie es seiner Mutter geht. Der Mann errötet und berichtet mir, dass bei seiner Mutter erst vor drei Wochen Krebs im Endstadium diagnostiziert wurde. Dieser Mann konnte mir nicht sagen „meine Mutter stirbt", aber er konnte mir berichten „ich habe Hämorrhoiden", sodass es mir der homöopathische Ansatz ermöglichte, von den körperlichen Beschwerden zum Unausgesprochenen vorzudringen.

Eine andere Frau war verzweifelt, weil ihr 25-jähriger Sohn im Alkoholismus versank. Natürlich wurden seit vielen Jahren unzählige Schritte unternommen, um diese Situation zu ändern, welche die gesamte Familie destabilisierte und die Zukunft des jungen Mannes ruinierte. Ich fragte die Mutter, wie die Schwangerschaft damals verlaufen war. „Meine Schwangerschaft war gestört, da meine eigene Mutter zu dieser Zeit verstarb." Ich verordnete eine Gabe **Acidum muriaticum** *CH15, welche es dem jungen Mann erlaubte, die „Sackgasse der Droge" zu verlassen. Man ertrinkt im Alkohol, wie man in der Mutter ertrinkt. Dieser junge Mann hatte im Mutterleib die Angst und die Trauer, hervorgerufen vom Verlust einer Mutter, miterlebt und fühlte sich dann nicht in der Lage seine eigene Mutter zu verlassen, um erwachsen zu werden.*

Wie sie in meinem Buch „Homöopathische Essenzen" sehen, wurden auf diese Weise Hunderte von homöopathischen Heilmitteln untersucht. Diese Arbeit ermöglicht es uns, nun von körperlichen Beschwerden auf unausgesprochene Worte zuzugreifen. Jetzt können wir auch das Bibelzitat verstehen, das wie folgt beginnt: *„Am Anfang war das Wort und das Wort ist Fleisch geworden…"* Zu Beginn sind es Worte und diese Worte wandeln sich zu körperlichen Beschwerden. Die Worte, die nicht ausgesprochen werden konnten, werden ins Unbewusste verdrängt und wir werden für mehrere Generationen verflucht. Denn einmal verdrängt, werden diese Ängste kaskadenartig von Eltern auf Kinder übertragen.

Aktuelle Studien aus der Neurophysiologie ermöglichen ein einfaches Verständnis, wie diese Inkarnation des Wortes zustande kommt. Wenn das Wort als Schallwelle auf unser Ohr trifft, werden die Nervenimpulse an unser Gehirn weitergeleitet. Elektrische Ströme fließen durch unsere Nerven, aber die Übertragung zwischen den verschiedenen Nervenzellen mittels Synapsen findet auf chemischem Weg statt. Man spricht von Neuromediation.

Diese chemischen Substanzen im Gehirn sind nahe verwandt mit denen, die wir in unserer Umwelt finden und es sind dieselben Stoffe, die in der Homöopathie verwendet werden.

Das ähnlichste Heilmittel - das Similinum - ist analog der Chemikalie, die die erste neurologische Verbindung nach der Sprache herstellt. Ein Dominoeffekt an chemischen Reaktionen wird ausgelöst, der sich auf jeder Ebene und in jedem Körperbereich ausbreitet. Das endokrine System ist nur eins der Ebenen, die betroffen sind.

Wenn wir also vom Tod unserer Mutter hören, entspricht Salzäure (**Acidum muriaticum**) dem ersten Neuromediator. In unserem Magen findet sich sehr viel Salzsäure, sodass es nicht verwunderlich ist, dass **Acidum muriaticum** das erste Mittel bei saurem gastro-oesophagealem Reflux ist.

Die Psychoanalyse greift auf der Ebene des Wortes ein, während die klassische Homöopathie versucht, das Similinum zu identifizieren, welches dem ersten chemischen Transmitter entspricht. Andere Homöopathen arbeiten mehr an der Peripherie und den Symptomen, die durch diese aufeinanderfolgenden, chemischen Reaktionen entstehen, während die Allopathie versucht, die organischen Auswirkungen in der Peripherie zu korrigieren.

7. Die drei Miasmen nach Hahnemann

Zu seiner Zeit unterschied Hahnemann zwischen drei grundliegenden Miasmen, welche für die chronischen Krankheiten verantwortlich waren. Betrachten wir heute diese Miasmen, die vor zwei Jahrhunderten analysiert wurden, dann sehen wir, dass sie der Verflechtung der drei Dimensionen der Liebe und der drei, von Freud beschriebenen, Stadien während der psychischen Entwicklung eines Kindes entsprechen.

Das erste Miasma, die **Psora**, schrieb Hahnemann der Krätze zu. Sie steht für den Mangel, die totale Verbissenheit, die Kälte, den Hunger, das Leiden des „Ich" und nach Freud für das **oralen Stadium**.

Das zweite Miasma, die **Sykose**, schrieb er der Gonorrhö zu. Ausgedrückt durch den Exzess, die Abwesenheit von Kontrolle, die Macht, das „Wir" und nach Freud, durch das **anale Stadium**.

Das dritte Miasma, die Luese (**Syphilitische Miasma**), schrieb Hahnemann der Syphillis zu. Sie wird repräsentiert von der Destruktion, der Eifersucht, dem Mord und nach Freud dem **Ödipuskomplex** und schließlich dem Zugang zur dritten Dimension der Liebe.

Wir werden sehen, wie sich diese Kräfte im Lauf der Psychogenese des Individuums entwickeln: von der Empfängnis, der Verschmelzung der mütterlichen und väterlichen Gameten, bis hin zum Tod am Ende des Lebens.

8. Die Empfängnis eines Kindes

Für die meisten Menschen stellt die Zeugung eines Kindes keine größeren Schwierigkeiten dar. Sogar das Gegenteil ist der Fall, sodass Millionen von Kindern, mehr oder weniger erwünscht, in den Vorstädten der großen Metropolen der Dritten Welt leben. Hier liegt das Hauptproblem eher in der Verhütung.

Dieser natürliche Akt stellt jedoch für einige Paare ein unüberwindbares Problem dar, sodass sich die modernen medizinischen Techniken um Abhilfe bemühen. In diesen Fällen stellt sich allerdings die Frage, ob beide Elternteile wirklich ein Kind möchten?

Sepia kann sich nicht mit dem Gedanken anfreunden, Mutter zu werden. Sie möchte lieber kinderlos bleiben, ein wenig wie ein kleines Mädchen mit ihrem Partner, der symbolische ihren unerreichbaren Vater ersetzt.

Lycopodium möchte keine Kinder, weil diese sein Freiheit einschränken und all seine Energie verschlingen, wie kleine Welpen, an seine Ferse geheftet. Lycopodium hat wichtigere Dinge zu tun - zum Beispiel seine Karriere voranzutreiben, was ihm bedeutender ist.

Martina konnte kein Kind bekommen. Durch die Wirkung von einer Gabe Lycopodium CH15, wurde sie schließlich schwanger. Im fünften Schwangerschaftsmonat traten dann aber vorzeitige Kontraktionen auf. Als die Patientin zu mir kommt, frage ich, um die Wahl von Lycopodium zu bestätigen, ob sie Austern möge. Martina antwortet: „Ich habe einen regelrechten Horror davor etwas Lebendiges in meinem Bauch zu haben." Eine Gabe **Lycopodium** *CH30 erlaubt es ihr das Kind bis zum Ende der Schwangerschaft problemlos auszutragen.*

Platinum kann die Deformation ihres Körpers durch die Schwangerschaft und das veränderte Verhalten Anderer ihr gegenüber nicht ertragen.

Ferrum metallicum, blass und anämisch, hat nicht mehr die Kraft, die es benötigt, um „ein Kind zu machen".

Die Vereinigung der Gameten (Moment der Konzeption)

Im Moment des Akts der körperlichen Liebe finden zwei Gameten, ein männliches und ein weibliches, zusammen. Einige Millionen von Spermien liefern sich einen regelrechten Nahkampf um eine Eizelle. Erst kürzlich wurde gezeigt, dass das Spermium am privilegiertesten ist, dessen genetischer Code am weitesten von dem der Eizelle entfernt ist. Es zeugt von unendlicher Weisheit, um zu garantieren, dass sich ein Kind mit genetisch optimalem Erbgut entwickeln kann. An dieser Stelle möchte ich anmerken, dass in der griechischen Mythologie die Göttin „Metis" für ihre Weisheit bekannt war. Interessant ist der Zusammenhang mit dem Wort „métissage" zu deutsch „Mischmasch". In der Tat soll die Kombination von zu nahe beieinander liegenden Genen vermieden werden, um das Risiko von Erbfehlern zu vermeiden. Daher ist es gut, dass Gegensätze sich sprichwörtlich anziehen. Dies ist sicherlich der Ursprung des Verbots von Inzest auf biologischer Ebene.

Das Kind, das im Moment voller gegenseitiger Freude gezeugt wird, ist leider nicht perfekt. Es erbt zwar bestimmte Gaben, positive Prädispositionen, aber auch bestimmte (familiäre) Schwachstellen (Defekte), mit denen es später im Leben zurecht kommen muss.

9. Unsere Erbanlagen (unser Vermächtnis)

Die Chromosomen geben die physischen Erbanlagen weiter und es offenbart sich manches Mal, dass diese schwer zu tragen sind, wie zum Beispiel bei Mucoviszidose, Myopathie, Hämophilie oder Trisomie 21. Seit einigen Jahren ist dank Forschern wie Serge Tisseron und Anne Ancelin Schürzenberger bekannt, dass auch eine andere, eine psychologische Form der Vererbung, mit regelrechten Familiengeschichten, die sich über mehrere Generationen hin erstrecken, existiert.

So kommt es in manchen Familien beispielsweise vor, dass jedes Familienmitglied in etwa dem gleichen Alter einen schweren Unfall erlebt. Während diese äußeren Umstände als rein zufällig (frz. „pur hasard") erscheinen, treten sie immer wieder auf. Beachten Sie, dass im Hebräischen das Wort „*hasard*" Hilfe bedeutet.

Das ist der Fall bei **Acidum sulfuricum**, der vom Thema des Unfalls regelrecht eingenommen ist. Bei diesen Menschen mangelt es durch unbewusstes, überstürztes Verhalten an Aufmerksamkeit, sodass sich das Schema des Unfalls von Generation zu Generation wiederholt.

Manchmal ist eine Generation stark von einem bestimmten Trauma geprägt, dessen angstvolle Erinnerung über mehrere Generationen weitergegeben wird. Am Ende wissen die Menschen nicht mehr, warum sie leiden, weil alles seit langer Zeit ins Unterbewusstsein verdrängt wurde.

Derartige Leiden können die treibende Kraft für besondere Kreativität, für ein beachtliches Werk sein, wie es beispielsweise die Geschichte von Hergé zeigt. Er schrieb all seine Comics über „*Tim und Struppi*" (frz. „Tintin et Milou), um die Geheimnisse seiner Familie aufzudecken. Hergé identifizierte sich mit Kapitän Haddock, der „*das Geheimnis des Einhorns*" sucht, wie Tisseron sehr gut in seinem Werk „*Tintin und die Geheimnisse seiner Familie*" zeigt.

Die Familiengeschichte von Hergé begann mit einem Adeligen, einem Schlossherrn, der seine Köchin heimlich verführte. Diese, mit Zwillingen schwanger, wurde schnellstens mit Rémi, dem Gärtner verheiratet. Die Zwillinge wurden gut umsorgt, aber ihre Kleider aus Seide, welche ihnen ihr Vater schenkte, ließen sie in der häuslichen Welt lächerlich erscheinen. Hergé (ein Anagramm aus R.G. = Rémi George) ist der Sohn von einem der beiden Zwillinge und somit der heimliche Enkel des Adeligen. Kapitän Haddock, mit dem sich Hergé identifiziert, wird seinen Adelsstand (Ritter Haddock), sein Schloss (Moulinsard) und seinen Familienschmuck („Le Tresor de Rackham le Rouge") wiedererlangen, aber er schwört beim Verlassen seines Sonnentempels, dass er dieses Geheimnis niemals offenbaren wird.

Die schlimmsten Familiengeheimnisse sind oft mit Todesfällen verbunden. So wird einst ein 8 Jahre altes Kind zu mir in die Sprechstunde gebracht, dessen Vater eines Nachts an einem Herzinfarkt verstorben war. Die Großmutter holte das Kind, um es sofort zu sich nach Hause zu bringen, ohne dem Jungen zu sagen, dass sein Vater gestorben war. Am nächsten Tag war das Kind über und über von einem Nesselausschlag bedeckt. Die Großmutter, eine Bäuerin, bereitete ihrem Enkel eine Brennesselsuppe zu, welche den Ausschlag schnell zum Abklingen brachte.

Als ich diese Geschichte hörte, erkannte ich, dass die Brennessel, **Urtica urens**, das Heilmittel ist, welches mit dem Tod des Vaters in Verbindung steht. Die Pflanze ist über und über mit feinen Haaren bedeckt, welche auf der Haut pieksen, genauso wie der Bart des Vaters, wenn er sein Kind abends im Bett umarmt und küsst.

Des Weiteren ist **Urtica urens** in der Homöopathie dafür bekannt, die Milchproduktion der Brust anzuregen, ebenso wie für die Heilung von Urtikaria und von Allergien auf Meeresfrüchte. Auffallend ist, dass bereits bei der ersten Arzneimittelprüfung keine Geistessymptome festgestellt wurden.

Eines Tages rief man mich auf die Geburtenstation zu einem Neugeborenen. Bei der Mutter war der Milchfluss versiegt und sie bat mich um eine Arznei, um die Milchproduktion wieder anzuregen. Ich verordnete der Frau **Urtica urens** *mit Erfolg. Einige Tage später sah ich die Mutter wieder und fragte nach: „Was war denn an dem Tag geschehen, an dem die Milch versiegte?" Die Frau antwortete: „Ich hatte einen Schock an diesem Morgen, Herr Doktor! Man brachte mir mein Kind und ich sah, dass es total gelb war." (Es handelte sich dabei um einen banalen Neugeborenenikterus). Ich bat die Frau, mir etwas von ihrem Vater zu berichten. „Mein Vater ist seit einigen Jahren tot. Er starb an einem Leberkarzinom. Eines Tages war er komplett gelb geworden und drei Wochen später war mein Vater tot." Ihren Sohn so gelb zu sehen, hat die Frau unbewusst an den Tod ihres Vaters erinnert und es kam bei ihr zum versiegen der Muttermilch.*

Einige Zeit später sah ich ein Kind, das an einer seromukösen Mittelohrentzündung erkrankt war. Der Vater war Asthmatiker und es handelte sich um das Erstgeborene, welches üblicher-

weise Träger der Themen des Vaters ist (das zweite Kind übernimmt die Themen der Mutter und ab dem dritten Kind sind Überraschungen möglich). Ich fragte den Vater, seit wann er an Asthma leidet. Dieser antwortete: „Als Baby hatte ich ein Ekzem, welches mit einer Kortisonsalbe behandelt wurde. Dieser Ausschlag entwickelte sich, nachdem mich meine Mutter abrupt abgestillt hatte, da ihre Milch nach dem plötzlichen Tod ihres Vaters versiegt war. "

Erneut sieht man in dieser Geschichte beispielhaft, wie sich das Drama der Krankheit rund um ein Thema über drei Generationen hinweg erstreckt. Hier fällt auf, dass es neben dem persönlichen Unbewussten (dem Selbst oder „Ich") auch ein familiäres Unbewusstes gibt (das „Wir"). Dieses Familienunterbewusstsein ist voll von allerlei Geheimnissen und Geschichten, die sowohl zwischen Personen einer Generation (horizontale Weitergabe) als auch an Personen aus verschiedenen Generationen (vertikale Weitergabe) weitergegeben werden. Ebenso erklärt es, warum mehrere Personen unterschiedlicher Generationen von ein und dem selben Heilmittel profitieren können, welches der Dimension des „Wir" entspricht.

Außerdem gibt es ein viel größeres, kollektives Unterbewusstsein, wie von C. G. Jung beschrieben, welches ganze Gesellschaften mit einer bestimmten Geschichte betrifft. Dies tritt zum Beispiel bei Epidemien, wie der Influenza, zu Tage, wenn zahlreiche Personen von einem Heilmittel profitieren. Es ist das Unbewusste der dritten Dimension der Liebe („Sie").

Kommt in einer Familie ein Kind zu Tode, ist das Leid um ein Vielfaches schlimmer und wird so noch häufiger verborgen. Das entsprechende Heilmittel ist **Hura brasiliensis**, eine Latexpflanze aus Brasilien. Die körperlichen Symptome dieser Arznei drücken sich in Leiden auf Ebene der Gliedmaßen aus, wie es beispielsweise der Fall bei polyarthritischem Rheuma ist. Es ist bemerkenswert, dass das Blut von Hura Patienten unter Latexeinwirkung koaguliert. Menschen auf die **Hura brasiliensis** zutrifft, bevorzugen eine Art „elastische Liebe", wobei die geliebte Person umso mehr zurückgeholt wird, umso mehr sich diese entfernt. Das große Drama tritt dann ein, wenn dieses elastische Band zerbricht. Der Tod eines Kindes wird wie der Bruch der fusionellen Liebe erlebt und das Leiden übersetzt sich in alle elastischen Fasern des Körpers (d.h. die Gelenke).

Hura brasiliensis ist auch dafür bekannt, Lepra zu heilen. Lepra ist eine Krankheit, die den Betroffenen aus der Gruppe ausschließt. Für Menschen, die in einer fusionellen, unzerstörbaren Liebe gefangen waren, bot diese Krankheit in früheren Zeiten oft den einzigen Ausweg. Waren sie erst von der Gruppe aufgrund dieser Erkrankung ausgeschlossen, konnten sie missbrauchenden Eltern entkommen und sich anderswo ihr eigenes Leben aufbauen.

Vitiligo ist oft ein beninges Stigmata von Familiengeschichten, bei denen eine Person, seit dem Tod eines Kindes, die Überlebenden in eine fusionelle Liebe einbindet. Auch hier kann an **Hura brasiliensis** als Heilmittel gedacht werden.

Manche Eltern können den Tod eines Kindes nicht akzeptieren und geben dessen Vornamen auch dem Nächstgeborenen, womit dieses die ganze emotionale Last übernimmt.
Ein Patient berichtete mir: „Ich nenne meinen Sohn Garard, denn mein Großvater hieß ebenso. Er hat mich als Kind großgezogen, da meine Eltern Geschäftsleute waren und immerzu arbeiteten. Eines Tages verstarb mein Großvater plötzlich und ich habe mich nie davon erholt. "

In diesem Fall ist **Calcium silicatum** das homöopathische Heilmittel. Diese Menschen zeigen die Besonderheit, den Kontakt mit Verstorbenen zu halten. Das kann soweit führen, dass diese Patienten sogar täglich mit ihnen sprechen und ihnen ihre kleinen Probleme und Geheimnisse anvertrauen. **Calcium silicatum** Patienten sind oft Vegetarier, sie essen nur biologische Nahrung und verweigern jegliche Impfung.

Eine Mutter bringt ihre Tochter im Alter von zehn Jahren zu mir, weil sie immer bei ihr im Bett schlafen will. Seit der Geburt waren sie nie, auch nur eine Nacht, voneinander getrennt. Verschiedene medizinische und psychotherapeutische Behandlungen blieben ohne Erfolg. „Gab es einen Trauerfall, der ihre Familie prägte?" Ich stelle diese Frage, weil der Schlaf in der Psychoanalyse als der „kleine Tod" verstanden wird und Schlafschwierigkeiten oft mit ungelösten Trauerfällen zusammenhängen. Die Frau antwortet, dass sie im Alter von 15 Jahren ihren Vater bei einem Unfall verloren hat. „Und wo ist ihr Vater im Moment?" Sie antwortet: „Mein Vater? Aber er ist doch hier." Dabei deutet die Frau auf einen leeren Platz zu ihrer rechten Seite. „Er verlässt mich nie!"

Ein fünfjähriges Kind will nachts nicht schlafen: „Jede Nacht kommt ein Mann in mein Zimmer, der mir Angst macht." Die Mutter wendet sich mir zu und berichtet, dass ihr Vater verstarb, als sie im sechsten Monat schwanger war. Nach einer Gabe **Calcium silicatum**

CH30 für Mutter sowie Kind spielt sich alles wieder ein. „Am Abend der Gabe des Heilmittels hat er uns verlassen", berichtet die Mutter. „Sie denken doch auch, dass es mein Vater war, oder?"

Zurück zu Hahnemanns Miasmen

Die drei großen miasmatischen Tendenzen, wie Hahnemann die chronischen Krankheiten nannte, werden auf diese Weise vererbt und werden in der Anamnese in der persönlichen und familiären Geschichte des Patienten entdeckt.

Allergien, Essstörungen oder Ekzeme weisen in Richtung **Psora** mit der Angst von **Psorinum** vor Verlassenheit und mit dem Verlangen von **Tuberculinum** einer grausamen Welt zu entschwinden, zu deinkarnieren.

Die **Sykose** zeigt erbliche Tumorgeschichten mit **Carcinosinum**, welches die Schlüsselarznei bei absoluten Familiengeheimnissen ist. - *„Herr Doktor, es gibt Dinge, die man einfach nicht sagt!"* - Es handelt sich um Menschen, die niemals ihren Gefühlen freien Lauf lassen, um andere nicht zu verärgern (kompromittieren). Dadurch kommt es mit der Zeit zu Krebs, also dem Verlust der zellulären Differenzierung. Andere sykotische Tendenzen wie Bluthochdruck, Diabetes und Fettleibigkeit weisen in Richtung **Medorrhinum** mit seiner Angst vor der Zukunft. Diese Menschen projizieren sich unaufhörlich in die Zukunft und riskieren dabei, die Gegenwart zu verpassen, das einzige, was uns gegeben ist und ewig währt.

Schließlich das syphillitische Miasma, welches vielfältige erbliche Missbildungen zeigt, wie die angiomatöse Kaskularerkrankung, Alkoholismus oder Selbstmord. **Luesinum** entwickelt beispielsweise den Zwang, sich ständig die Hände zu waschen, wie um sich von vergangenen Verbrechen rein zu waschen.

Können wir es unseren Vorfahren verübeln, uns verschiedene Makel und Miasmen vererbt zu haben? Sicherlich nicht! Denn „Gleich und Gleich gesellt sich gern", oder „similia similibus curentur" - und wenn unsere Seele in dieser Familie inkarnierte, dann weil diese das energetische Niveau repräsentiert, das uns entspricht. Unsere Seele sieht sich mit den Problemen konfrontiert, die uns auf dem Weg zur unendlichen Liebe zu lösen verbleiben. *Selbst wenn es ungerecht oder gar grausam erscheinen mag, so sind doch diese Probleme unser Weg.*

Einen Sonderfall stellen adoptierte Kinder dar, bei denen die Herkunft unbekannt ist. Diese besonderen Umstände weisen oft zur Arznei **Magnesium carbonicum,** welches träumt „dass man ihn zwingt, gegen seinen Willen zu heiraten". In den meisten westlichen Gesellschaften gilt die Ehe als ein ausgesprochen emotionales und persönliches Ereignis, sodass es nur schwer vorstellbar ist, wie ein künstliches Arrangement organisiert werden kann, um zwei Individuen, die sich nicht kennen, zu vereinigen. Doch diese Praktik wird immer noch an vielen Orten der Welt vollzogen. Dasselbe gilt für die Adoption, wenn ein Kind eines Tages anderen Eltern anvertraut wird, die es nicht kennt und ohne dass sich eine intime Bindung durch das intrauterine Leben ausbilden konnte.

Eine Geschichte aus der Klinik ließ mich vieles in Bezug auf Adoptionen klarer sehen: Als Kinderarzt kümmere ich mich auch um verlassene „Problemkinder". Eines Tages kam mir die Akte eines Kindes in die Hände, welches mit Herpes-Enzephalitis geboren wurde. Diese Krankheit hinterlässt im Allgemeinen schwere Folgen, sodass keiner dieses Kind adoptieren will. Doch dieser kleine Patient entwickelte sich ohne bleibende Schäden, sodass ich über das Kind mit einem Paar sprach, das schon seit einigen Jahren versuchte, ein Kind zu adoptieren. (Die Adoption eines Kindes ist schon ein schwieriges Unterfangen, wenn es sich um keine „Problemkinder" handelt und selbstverständlich ist es ungleich schwerer, wenn es darum geht, ein Kind mit Handicap anzunehmen.) Das informierte Paar zögerte einige Monate, doch dann, als das Baby neun Monate alt wurde, entschied es sich und holte das Kind ab. Beim Adoptivvater und seinem Sohn war es Liebe auf den ersten Blick. Zu Hause angekommen, erkundete das Baby sofort das Appartement. Als das Kind die Bibliothek erreichte, zeigte es auf ein bestimmtes Buch in den Regalen. In der folgenden Woche musste der Vater aus beruflichen Gründen die Familie für einige Tage verlassen. Bei seiner Rückkehr lenkte ihn das Baby erneut in die Bibliothek und deutete wieder auf exakt das selbe Buch.

Ich fragte den Vater, um welches Buch es sich dabei handelte. „Ein Roman von Dostojevski, das einzige Buch eines russischen Autors, das wir besitzen." Ich erkundigte mich, ob es Russen in der Familie gibt. Das Gesicht des Adoptivvaters erhellte sich: „Mein Großvater war ein russischer Chirurg im Exil während der Revolution. Er zeugte ein Kind mit meiner Großmutter, einer Pariserin, dann verschwand er spurlos und verließ seine Familie."

Dieses Mal war womöglich der Großvater an der Reihe, der von seiner Familie adoptiert werden musste, nachdem er an einem Herpesvirus litt. (Beachten Sie bitte die französische Phonetik: „virus" wird zu „vie russe" also dem „russischen Leben").

Auch hier gilt oben beschriebenes Prinzip. So erscheint es mir hilfreich, die familiären Erbanlagen der Adoptiveltern genauer zu betrachten, um das adoptierte Kind zu behandeln.

10. Das intrauterine Leben

Zeit und Raum

Wir neigen dazu, eine idealistische Vorstellung vom „Leben im Mutterschoß" zu haben: das Ungeborene wird gewärmt, genährt, und mit Sauerstoff versorgt; ganz ohne Anstrengung, abgesehen vom Wachstum. Zwischen dem einzelligen Stadium und der Geburt ist die Zeit unendlich. In Wirklichkeit verläuft die Zeit im Leben aber nicht linear - je älter wir werden, desto schneller vergeht die Zeit, wie wir alle an einem gewissen Punkt im Leben feststellen werden.

Intrauterin ist es umgekehrt: Wenn der Embryo nur aus einigen wenigen Zellen besteht, dehnt und streckt sich die Zeit bis ins Unendliche. Der Raum verändert sich dramatisch während der neun Monate im Uterus, von der annähernden Unendlichkeit (relativ zur mikroskopisch kleinen Zygote) bis zu einem sehr kleinen, restriktiven Umkreis. Dieser Platzmangel ist mit Sicherheit einer der Gründe für unseren plötzlichen „Auszug".

Wie auch immer, selbst in diesem kleinen Paradies ist nicht alles himmelblau und rosarot. Es ist weit davon entfernt, perfekt zu sein. Denn die Ereignisse, welche eine Schwangerschaft prägen, treffen den Fötus am härtesten. Die Erlebnisse der Mutter werden von dem ungeborenen Kind nicht nur physische durch die Plazenta, sondern ebenso auf einem energetischen Niveau wahrgenommen.

positive Übertragungen (Transfusion)

Gebadet in sanftem roten Licht, begleitet vom dumpfen und regelmäßigen Trommeln des Herzschlags, empfängt unser Kind die positive Stimmung seiner Mutter, welche sie vor einer wundervollen Landschaft, durch die Schönheit von Blumen oder beim Lauschen der Musik von Mozart empfindet. Schon die Griechen hatten sich überlegt, schwangere Frauen an wundervolle und ruhige Orte zu bringen, wo alles ausschließlich von Harmonie und Glück geprägt ist. Sie hofften, dass dadurch entspannte, intelligente und ausgeglichene Kinder geboren werden. Aus dem selben Grund spielten ungarische Zigeuner vor dem runden Bauch der Mutter Geige, damit das kommende Kind musikalisch sein möge.

negative Übertragungen (Transfusion)

In unserer heutigen, modernen Welt sind Schwangere täglich von vielen negativen Einflüsse betroffen.

So brachte man ein sechsjähriges Kind zu mir, welches häufig nachts gegen drei Uhr aufwachte *und oft an starkem Durchfall litt. Als das Kind in meiner Praxis war, fiel mir seine Unruhe auf: „Wie lebhaft der Kleine ist!" Das Kind drückte damit seine Angst vor dem Tod aus, wofür das Heilmittel **Arsenicum album** bekannt ist. Ich verordnete diese Arznei ebenso der Mutter, die sich schwarz kleidete, einen unruhigen, sorgfältigen Charakter aufwies und oft an Stirnhöhlenentzündungen litt.*

Die Stirnhöhlen, welche an dem Ort lokalisiert sind, an dem die Hindus das „dritte Auge" situieren, entsprechen dem Zugang zur dritten Dimension, der Spiritualität. Wie wir später noch sehen werden, ist die Sinusitis Ausdruck des Konflikts, der auf dieser Ebene der Evolution des Seins entsteht, wo die materielle Welt der Spiritualität gegenübersteht.

Während dieser ersten Konsultation berichtete mir die Mutter, dass die Schwangerschaft ohne Probleme verlaufen war. Einige Monate später sah ich die junge Frau und ihren Sohn, der nun ruhig war, wieder. „Nach unserem ersten Gespräch, Herr Doktor, habe ich mich wieder daran erinnert, dass ich eines Abends, als ich im sechsten Monat schwanger war, im Fernsehen live mit dabei war, als Präsident Sadat ermordet wurde. Das war ein riesiger Schock für mich und von diesem Tag an spürte ich, wie sich mein Baby in meinem Bauch bewegte. Es bewegte sich so stark, dass bei der Geburt die Nabelschnur mehrfach um den Hals gewickelt war."

Unterliegt die schwangere Frau einer sehr großen Angst, kann dies in schweren Fällen zu einer drohenden Frühgeburt führen. Dieses Szenario ist nicht ungewöhnlich: Eine Schwangere wird im sechsten Monat im Krankenhaus vorstellig. Der Muttermund ist geöffnet und man steht kurz vor einer Katastrophe, weil das Kind zu diesem Zeitpunkt der Schwangerschaft am Rande der Überlebensfähigkeit steht. Jetzt stellt sich Shakespeares Frage: „*Sein oder nicht sein?*" Das homöopathische Heilmittel der Wahl ist jetzt **Opium**, denn die Endorphine - körpereigene Opiate - kontrollieren Angst, Schmerz, Atmung und weitere Vitalfunktionen wie die Verdauung.
In anderen Fällen mag ein hypersomnisches, zu kleines Kind geboren werden, das an Obstipation leidet und schlecht zu stillen ist. Im schlimmsten Fall kann das Kind im Schlaf aufhören zu atmen, was den plötzlichen Kindstod bedeutet. Mit **Opium** CH15 kann der Prozess reguliert und das Schlimmste verhindert werden.
*So sah ich im Krankenhaus eine junge Frau, im sechsten Monat schwanger, bei der eine Frühgeburt drohte, nachdem diese in den Bergen einen Lawinenabgang beobachtete, der eine Gruppe von Skifahrern bedrohte. Später zeigte ihr Sohn einen tiefen Angsthintergrund, welcher sich mit einer Gabe **Opium** in homöopathischer Verdünnung auflöste.*

Staphysagria ist das Heilmittel der Frustration, ebenso wie sadomasochistischer Stimmungen / Situationen. Genauso empfinden manche Frauen, deren Chef nicht akzeptiert, dass sie schwanger geworden sind und sie zur Strafe nur mit den schwersten Aufgaben betraut. Überempfindliche Frauen, die Staphysagira benötigen, haben mit ihrer Schwangerschaft zu kämpfen, insbesondere mit den damit verbundenen Arztbesuchen, bei denen sie sich entkleiden müssen und ihre intimen Stellen Personen zeigen müssen, die nicht immer das nötige Taktgefühl haben. Vaginale Berührungen werden von Staphysagria als Vergewaltigung erlebt und erinnern an die erste, sehr schmerzhafte Penetration, worauf die klassische „Blasenentzündung der jungen Verheirateten" folgt. All diese Wut und Empörung der Patientin wird sich auf das Baby niederschlagen, das mit Koliken in den ersten drei Lebensmonaten reagiert. Das Kind schläft am Tag, aber nachts tut es kein Auge zu und schreit ununterbrochen. Es macht den Tag sozusagen zur Nacht! Später wird das Kind förmlich „nach Schlägen suchen", indem es sich in sadomasochistische Situationen begibt - solange, bis es Staphysagria als Heilmittel bekommt.

Eine Mutter sagte zu mir: „Geben sie mir etwas, Herr Doktor, denn dieses Kind treibt mich an meine Grenzen und ich habe Angst, dass ich ihm eines Tages weh tun werde."

Ein weiterer Grund, aus dem Gleichgewicht zu geraten, ist die Angst vor der Geburt. „Werde ich bei der Geburt sterben? Wird das Baby normal sein?" All diese Fragen machen manche Mütter schlaflos und das Baby in der Gebärmutter wird nervös, bis die Schwangere **Actaea racemosa** CH15 erhält, was das Gleichgewicht wieder herstellt. Dieses Heilmittel gibt der Frau ihr Vertrauen zurück und erlaubt ihr, dem biblischen Fluch *„Du wirst unter Schmerzen gebären"* zu entkommen.

Pulsatilla ist das Heilmittel der Angst, Verlassen zu werden. Mutter und Kind sind so glücklich in dieser fusionellen Liebe miteinander verbunden, dass sie alles dafür tun werden, um diesen unvermeidlichen Moment (der Geburt) hinauszuzögern. Das Baby befindet sich in Querlage und bei der Mutter beginnt die Geburt nicht termingerecht. In Indien verordnen homöopathische Ärzte am Ende der Schwangerschaft standardmäßig eine Gabe **Pulsatilla** CH15, um eine gute Lage des Babys und eine problemlose Geburt zu begünstigen.

Sepia ist das Heilmittel der Frauen, die einen Konflikt der Dualität erleben: Frau sein oder Mutter sein? Die Schwangerschaft wird bei diesen Patientinnen als Verlust der Weiblichkeit erlebt und das Kind wird unbewusst abgelehnt. Übelkeit und starkes Erbrechen prägen die ersten drei Schwangerschaftsmonate. Danach hat die Mutter eine ausgeprägte „Schwangerschaftsmaske" (Hyperpigmentierung der Haut, welche sich an Stellen entwickelt, die der Sonne ausgesetzt sind; vor allem an der Stirn, wobei der Haaransatz verschont bleibt). Die letzten Monate der Schwangerschaft werden von starken Rückenschmerzen und Verstopfungen überschattet.

Symphoricarpus racemosa ist das Heilmittel der Wahl, wenn es zu starkem Schwangerschaftserbrechen kommt und dadurch das Leben von Mutter und Kind gefährdet ist. Dabei handelt es sich um einen unbewussten Versuch, das Kind auf oralem Wege abzutreiben.

Apis ist ein weiteres Heilmittel, bei dem ein Abgang im dritten Monat droht, das Stadium, in dem der Embryo zum Fötus wird und alle essentiellen Organe an ihrem Platz sind. **Apis**, das Gift der Honigbiene, ist andererseits ein großes Heilmittel bei Allergien. In diesem Fall wird das ungeborene Kind im Uterus vom Körper der Mutter als Allergen, das eliminiert werden soll, wahrgenommen. **Apis** lehnt andere, das Leben in einer Gemeinschaft, wie bei Bienen im Bienenstock, ab.

Schließlich sind die Belastungen, die mit modernen Techniken wie dem Ultraschall einhergehen, nicht zu vernachlässigen (im Übrigen eine unersetzliche Möglichkeit Risikogeburten und schwere fetale Anomalien zu erkennen). Verkundet der Gynakologe der werdenden Mutter beispielsweise, dass sie Zwillinge erwartet, findet sie sich in einem Zwiespalt der Dualität wieder: Zwei Babys?! Welches der beiden werde ich lieben? Das Band der verschmelzenden Liebe wird sofort beschädigt. Und selbst wenn der Arzt bei der nächsten Untersuchung nur ein Baby findet, bleibt das Trauma bestehen und verlangt nach dem homöopathischen Heilmittel **Anacardium orientale.**

Ohne die Gabe von **Anacardium** werden diese Kinder später große Probleme haben, Entscheidungen zu treffen: Soll ich groß werden oder mich wie ein Baby verhalten? Soll ich brav sein oder böse? In einem Moment sind diese Kinder sanft und kuschelig, im nächsten erschreckend grob. Wie Milou, ein Kind, dem ständig ein Engelchen auf der einen und ein Teufelchen auf der anderen Schulter saß. Jugendliche haben es in der Schule sehr schwer, wenn sie wählen müssen, welchen Weg sie einschlagen und welchen Beruf sie wählen sollen.

Einer der größten Stressfaktoren der Medizintechnik stellt sicherlich die Amniozentese dar. Wenn der Arzt mit einer großen Nadel erscheint, um „das Ei zu perforieren" und ein wenig Fruchtwasser zu entnehmen, versteckt sich das Baby in einem Winkel des Uterus und die Mutter erstarrt. Alte Ängste, die mit den Spritzen bei Abtreibungen von früher verbunden sind, kommen wieder hoch.

Eines Tags rief mich eine panische Mutter aus dem Krankenhaus an. Die Amniozentese war schlecht verlaufen. In der Fruchtblase war ein großes Loch und man sagte der Mutter, dass sie ihr Kind verlieren werde. Das erste Heilmittel, das ich der Frau verschrieb, war Opium CH15 wegen der großen Angst, die ihren Energiezustand störte, gefolgt von Silicea CH15, einige Stunden später, was es ihr erlaubte, die Schwangerschaft zu Ende zu bringen.

Silicea ist das Heilmittel der Personen, die ihre Eischale weder verlassen wollen noch können. Es sind Personen, die in Panik geraten, wenn sie in der Öffentlichkeit sprechen sollen. Hochsensibel und brillant hält sich Silicea immer im Hintergrund - und doch, wenn sich der Silicea-Patient von seiner Angst befreit, kann er förmlich Funken sprühen und alle mit seinem Genius überraschen. Silicea-Patienten haben eine panische Angst vor spitzen Gegenständen und fürchten Stiche über alles. Man erkennt sie leicht am Tag der Impfung! Ausgelöst durch Stress schwitzen sie übermäßig an Händen und Füßen (übel riechender Schweiß).

Ignatia ist das Heilmittel der Kinder, die für mehrere Tage - die dem Fötus wie ein Jahrhundert erscheinen - der Liebe der Mutter beraubt wurden, da diese auf das Ergebnis der Amniozentese wartete. Währenddessen koppelte sie sich emotional von ihrem Baby ab, da eine Abtreibung möglich wäre, falls das Ergebnis schlecht ausfiele. Als Folge davon werden diese Kinder sehr sensibel auf jegliche Art von emotionalen Trennungen reagieren. Sie ziehen sich mit ihren Ängsten in sich selbst zurück, seufzen und somatisieren beispielsweise mit „einem Kloß im Hals", einer Angina, einem Husten usw.

Aurum metallicum ist, wie uns Kent in seiner Materia Medica berichtet, das Heilmittel für Frauen, die zahlreiche (freiwillige) Schwangerschaftsabbrüche hinter sich haben. Aurum hält sich selbst für die Sonne, für Gott, für den Vater und will deshalb auch der Herrscher über Leben und Tod sein, worüber er selbst nach eigenem Ermessen entscheidet. Diese Patienten widersetzen sich waghalsig den Naturgesetzen (den Gesetzen des Lebens), bis zum dem Tag, an dem sie Schuldgefühle in eine suizidale Depression treiben.

Primum non nocere

Hippokrates lehrte seine Schüler *„Zuerst, schadet nicht!"*. Weil das Bessere der Feind des Guten ist, oder anders gesagt, Gutes durch Mäßigung entsteht, müssen Ärzte immer gegen die Versuchung ankämpfen, Schwangeren nicht zu viele Medikamente zu verordnen. Im übrigen ist der Großteil der allopathischen Medikamente für Schwangere nicht empfehlenswert. Bestimmte Antibiotika beispielsweise können das Hörvermögen des Babys schädigen, während andere die Zähne verfärben. Ebenso sollten Schwangere den Versuch, ihre Zähne mit einer unpassenden Einnahme von Fluor zu stärken, vermeiden. Ein Sprichwort lautet: *„Ein Kind, ein Zahn"*. und so ist es heute normal, dass junge Frauen versuchen, ihren Zahnschmelz mit einer rigorosen Zahnhygiene zu schützen. Jedoch sollte es unbedingt vermieden werden, Mutter und Kind mit Fluorsalzen zu überschwemmen. Dies kann einen „fluorartigen Zustand" hervorrufen, bekannt bei Homöopathen durch seine konstitutionellen morphologischen Anomalien (Beispiele sind: Schwimmhäute an den Füßen, Fehlbildungen der Ohrmuschel, überzählige Finger, Ureterduplikation, Lippen- und Gaumenspalten). Im Gegensatz dazu ist **Calcium fluoricum** in homöopathischer Verdünnung dafür bekannt, eine Lippen-Kiefer-Gaumenspalte vorzubeugen (eine Gabe in CH15 zu Beginn der Schwangerschaft).

Auch vor anderen toxischen Stoffen sollten sich schwangere Frauen tunlichst hüten: Zuallererst ist an dieser Stelle **Tabak** zu nennen, der aufgrund einer schlechten transplazentaren Sauerstoffversorgung und Plazentaatrophie zu kleinen, verkümmerten Kindern führt. Daher ist es sinnvoll, bei kränklichen, unterentwickelten Kindern, deren Eltern Raucher sind, an das homöopathische Heilmittel **Tabacum** zu denken.

An zweiter Stelle steht **Alkohol**, der zu schwächlichen und überreizten Kindern führt, deren Heilmittel **Ethylicum** sein wird.

Es folgen alle **Drogen** unserer hektischen Zeit, wie Haschisch, Kokain oder Morphine. Sie alle hinterlassen Spuren, die energetische Blockaden hervorrufen. Diese müssen aufgelöst werden, damit sich das Kind normal entwickeln kann. (**Cannabis indica, Coca, Opium**).

Lassen Sie uns an dieser Stelle noch einige Worte über Chlor verlieren. Chlor ist ein Stoff, der in unserer Umwelt sehr präsent ist (zum Beispiel gechlortes Trinkwasser, Schwimmbäder, usw.). Während des Lebens in der Gebärmutter enthält das Gehirn des Kindes viel Chlor. Bei der Geburt sinkt der Chlorgehalt im Gehirn aufgrund des diuretischen Effekts von Oxytocin, welches bei der Entbindung freigesetzt wird. Bei autistischen Kindern bleibt der Chlorgehalt im Gehirn erhöht und sie leben weiterhin in ihrer „Blase", einem abgeschlossenen Kosmos mit wenig Kontakt zur Außenwelt - genau wie damals in der Gebärmutter.

Chlorum ist ein homöopathisches Heilmittel, das autistischen Kindern dabei hilft, zu einer normalen Kommunikation zu finden.

11. Die Geburt, das orale Stadium

Die Geburt ist der große Moment des Lebens - bildlich gesprochen, der erste Umzug. Auf dem Weg durch einen Tunnel erreichen wir das große Licht. Dieses ähnelt frappierend den Erzählungen von Menschen, die dem Tod, dem letzten Umzug, sehr nahe kamen. Doch bei der Geburt ist es nicht das Licht der absoluten Liebe, der Wahrheit und der Wärme, es ist das grelle Licht eines Raumes, der nur zu oft an einen Operationssaal erinnert. Die Mutter bekommt häufig eine Päriduralanästhesie, sie spürt also nichts mehr und es kommt oft, aufgrund schwacher Wehen, die Geburtszange zum Einsatz, womit der Schädel des Kindes herausgezogen wird. Normalerweise ist das Baby freiwillig zur Geburt bereit. Am Tag X gibt das Kind das Signal zum Start der Geburt, indem es bestimmte Hormone freisetzt. Im Gegensatz dazu ist es heutzutage häufig der Gynäkologe - anderen Kriterien hörig - der die Geburt der Bequemlichkeit halber einleitet. Hierfür werden beispielsweise Prostaglandine in den Gebärmutterhals verabreicht. Es ist interessant festzustellen, wie wenige Babys am 14. Juli (frz. Nationalfeiertag), zu Weihnachten oder am 1. Januar geboren werden! Oft zeigen Babys, deren Geburt eingeleitet wurde, ihre Ablehnung durch einen gastro-ösophagealen Reflux. Dabei kommt es zu einer peristaltischen Bewegung der Speiseröhre vom Magen Richtung Mund, wie beim Regurgitieren von Fruchtwasser in der Gebärmutter. Das Baby will also nicht zur umgekehrten Bewegung, von Mund Richtung Magen, übergehen, um eine korrekte Nahrungsaufnahme zu ermöglichen. Der gastro-ösophageale Reflux bringt enorme Probleme mit sich, denn die saure Magenflüssigkeit kann in die oberen Luftwege eindringen und dort eine Rhinopharyngitis oder Otitis auslösen. Dringt die Flüssigkeit in die unteren Luftwege, kann eine Bronchitis provoziert werden. Bei einem starken Reflux kann es sogar zum plötzlichen Tod kommen.

Asa foetida ist oft das homöopathische Heilmittel, das diesen Reflux heilt. Ein kleines, klinisches Symptom bei der Geburt verweist auf diese Arznei: Bei der Geburt zeigt die Mutter eine leichte Mastitis mit Milchsekretion (**Cyclamen, Tuberculinum**).

Acidum muriaticum ist ein Heilmittel bei schwerem gastro-ösophagealem Reflux. In der Familiengeschichte dieser Personen trifft man auf den „Tod der Mutter".

*In den ersten Lebenstagen hatte Céleste drei Phasen von schwerem Unwohlsein erlebt. Das Kind litt unter einer Magenplikatur sowie an starkem, saurem Reflux in den Ösophagus. Während der Schwangerschaft verstarb ihre Großmutter mütterlicherseits an generalisiertem Krebs. Einige Gaben **Acidum muriaticum** ermöglichten es dem Neugeborenen, einem schweren, chirurgischen Eingriff zu entkommen.*

*Chloé ist ein liebenswertes Mädchen von acht Jahren. Seit sie zehn Monate alt ist, leidet sie an heftigem Asthma, was manchmal eine Hospitalisierung und eine Vielzahl allopathischer Medikamente erfordert (beispielsweise Kortison). Unzählige homöopathische Behandlungen wurden erfolglos ausprobiert. Eines Tages sehe ich das Mädchen während eines Asthmaanfalls. Mir fällt sofort das konstante Wimmern sowie die Abneigung, getragen oder getröstet zu werden auf. Diese Symptome weisen Richtung **Cina**, ein Heilmittel bekannt für das Vorhandensein von Eingeweidewürmern. Die Mutter berichtet mir, dass sie das Kind regelmäßig drei Mal pro Jahr entwurmen müsse. Des Weiteren ist Cina bei Kopfschmerzen nach einer Lumbalpunktion angezeigt. Als ich dieses Symptom erwähne, erzählt mir die Mutter, dass sie in Ohnmacht fiel, als sie eine Lumbalpunktion für die Periduralanästhesie erhielt, woraufhin das Baby herausgezogen werden musste. Ich erkundige mich bei der Frau, ob sie zuvor schon einmal eine Lumbalpunktion hatte. „Ja", antwortet sie, „im Alter von sieben Jahren, als ich eine Meningitis hatte, die im Krankenhause behandelt wurde." Nach der Gabe von Cina hatte Chloé keinen weiteren Asthmaanfall mehr.*

Auch wenn die Geburt auf natürlichem Weg ohne zu große Eingriffe erfolgt, erfährt das Baby Verlassenheitsängste, da es einen Ort der Liebe und Wärme verlässt, um sich nackt und der Kälte ausgeliefert wiederzufinden.

Aurélie kommt zu mir wegen einer ganzen Reihe sich wiederholender Bronchitiden. Als ich die Mutter frage, was ihrer Meinung nach der Grund ist, erzählt sie mir: „Ich werde ihnen etwas sagen, Herr Doktor, was ich schon dem ersten Arzt erzählte, der mich aber nur ausgelacht hat.

Direkt nach der Geburt tauchte die Hebamme meine Tochter in ein Bad, dessen Wasser meiner Meinung nach zu kalt war. Aurélie hat sich gleich nach der Geburt erkältet und ist seitdem immer wieder krank geworden. "

Antimonium crudum ist das Heilmittel der Wahl bei Folgen nach einem kalten Bad, einer kalten Dusche oder jeglichem plötzlichen Bruch der warmen Mutterliebe. Später kann es das Kind nicht ertragen, angesehen oder berührt zu werden, und ist bei der Untersuchung übermäßig kitzelig. Die Mutter wirkt durch ihre Berührungen, ihren Blick strukturierend auf die Persönlichkeit des Babys.

Atmen oder Sterben

Innerhalb der ersten drei Minuten nach der Geburt muss das Kind atmen, ansonsten bedeutet es den Tod. Nachdem die Nabelschnur durchtrennt wurde, kommt über diesen Weg kein Sauerstoff mehr an und Kohlenstoffdioxid beginnt im Körper des Kindes durch Stoffwechselprozesse zu akkumulieren. Wenn Kohlenstoffdioxid einen gewissen Schwellenwert erreicht, lösen bestimmte Bereiche im Gehirn die Atmung aus. Das ist der erste große Schritt, der getan, die erste Schwelle, die überschritten werden muss. Die erste Sequenz des Lebens ist - Kohlenstoffdioxid - Atmung - Lebensfreude.

Raucher gehen jedes Mal durch diese Sequenz, wenn sie sich im Angesicht einer Stresssituation eine Zigarette anzünden; jedes Mal wenn sie einen Schritt ins Leben wagen, bis hin zur letzten Zigarette eines Verurteilten. Atemwegserkrankungen nehmen in diesem Moment ihren Ursprung. So atmet der Asthmatiker beispielsweise Luft ein, verweigert aber das Ausatmen und verbleibt so mit Lungen voll verbrauchter Luft. Verständlicherweise muss der Einatmung die Ausatmung folgen - wir müssen geben, um frische Atemluft zu erhalten. Die Verweigerung dieses Gebens kommt der Verweigerung des Lebens außerhalb der Gebärmutter gleich. Es entspricht dem Wunsch, im mütterlichen Ei zu bleiben, wo wir vor Allergenen, der Umwelt und den anderen sicher waren. Patienten mit akutem Lungenversagen werden auf der Intensivstation an Apparaturen (extrakorporale Zirkulation) angeschlossen, die die Sauerstoffversorgung des Blutes über die Plazenta nachahmen.

Essen oder Sterben

Nachdem das Neugeborene die Kunst des Atmens beherrscht, nähert sich nach einigen Stunden die zweite Sequenz des Lebens: der Hunger. Weil über die Nabelschnur kein Zucker mehr ankommt, sinkt der Blutzuckerspiegel des Babys, was erneut die

Angst vor dem Tod auslöst. Das Baby beginnt zu weinen. Glücklicherweise ist die Mutter mit dem Kolostrum, der ersten süßen Milch, reich an Antikörpern, nahe, oder sie gibt dem Kind ein Fläschchen, falls das Stillen nicht klappt. Es ist die Sequenz des Genusses beim Essen. Es ist auch der Grund, warum Raucher, die mit dem Zigarettenkonsum aufhören wollen, oft einige Pfunde zulegen, weil sie noch einmal diese zweite Sequenz des Lebens passieren.

Körperwärme oder Tod

Schließlich kommt das Baby in den Genuss, von der Mutter gewärmt und gestreichelt zu werden. Hier finden wir den Ursprung von Hautpathologien wie Psoriasis oder Ekzemen (ex-aima, lateinisch amare = lieben). Ich habe die Bedeutung dieser Krankheiten auf einem Kongress verstanden, als eine Psychologin die Geschichte von Familien mit Ekzemen nachzeichnete. Dabei wurde in den Stammbäumen das Wort Ekzem mit „exaima" geschrieben. Die Psychologin wollte damit zeigen, dass es oft einen Vorfahren gibt, der die Liebe außerhalb der Familie sucht, zum Beispiel mit einer heimlichen Geliebten. Dadurch kommt es zu einem Bruch innerhalb der Familie, den die Psychologin mit „moi-peau" bezeichnet.

Das Kind, das an einem Ekzem leidet, trauert um seine allererste schützende Hülle, die Gebärmutter. Das Ekzem spiegelt also die Schwierigkeit wider, die fusionellen Liebe zwischen Mutter und Kind zu beenden.

Eines Tages kommt eine Mutter mit ihrer 17-jährigen Tochter zu mir, die seit ihrem 18. Lebensmonat an Ekzemen am ganzen Körper leidet. Die beiden Frauen, die aus einer Mediziner-Familie stammen, hatten bereits alle Koryphäen der Region erfolglos konsultiert. Als ich das junge Mädchen ansehe, überkommt mich folgender Gedanke: Sie ist hübsch, aber unberührbar. Ich erfahre, dass die Mutter, als das Kind 18 Monate alt war, zu einer Kongressreise jenseits des Atlantiks aufbrach. Leider erkrankte die Großmutter, die sich währenddessen um das Kind hätte kümmern sollen, und so wurde das Mädchen heimlich einer Tante anvertraut, die es nicht kannte. Bei der Rückkehr der Eltern war das Kind über und über mit Ekzemen bedeckt. Ich erkläre dem jungen Mädchen, dass ihre Hautprobleme durch die Verweigerung, das physische Band mit ihrer Mutter zu brechen, ausgelöst wurden. Dann füge ich hinzu, dass Streicheleinheiten im Alter von 17 Jahren nicht der Mutter vorbehalten sind. Drei Tage später hatte das Mädchen keine Spur eines Ekzems mehr.

Die problematische Geburt

Manchmal verläuft die Geburt kompliziert und ruft ein physisches Trauma hervor. Das Baby verlässt den Bauch der Mutter mit einem geschwollenen Kopf, der an den eines Boxers erinnert, der gerade aus dem Ring steigt (Vielleicht beruht die Beliebtheit dieses Sports auf den unterbewussten Erinnerungen der Menschen an diese Passage ins Leben).

Arnica ist das erste Heilmittel für diese anfänglichen Traumartisierungen, den ersten „Schlägen des Lebens". Ohne die Gabe von Arnica entwickeln sich diese Kinder zu Menschen, die Freude daran haben, sich zu Tode zu arbeiten. Sie weigern sich, Verantwortung abzugeben, machen sich bildlich gesprochen selbst fertig, bis sie zusammenbrechen. Diese Menschen verhalten sich wie der erste Marathonläufer, der in Athen ankam, um den Sieg über die Perser zu verkünden, aber kurz darauf an einem überlasteten Herzen starb. Es ist der sprichwörtliche Tropfen, der das Fass zum Überlaufen bringt.

Hypericum, das „Arnica" der Nerven, ist das Heilmittel bei Traumen durch die Geburtszange, Traktion des Rückenmarks und auch für Nervenbeschädigung oder - streckung während der Passage durch den Geburtskanal. In Folge entwickeln Kinder ein Ekzem im Gesicht, leiden an Asthma bei Nebel oder an Tetanus, falls sie nicht durch eine Impfung geschützt sind (eine schreckliche Krankheit, bei der sich der gesamte Körper unter schmerzhaften Spasmen verkrampft).
Hypericum ist auch das Heilmittel bei Luxation des Steißbeins der Mutter nach der Geburt. Der Name Steißbein oder Kreuzbein kommt vom Lateinischen „os sacrum", es ist also der „heilige Knochen" des Menschen. Auf seinem Weg zum Licht ist das Baby während der Geburt vom Sacrum, dem Kreuzbein der Mutter bedeckt.

Aconitum ist das Heilmittel bei geburtshilflichen Notfällen, die zu einer Katastrophe führen würden. Typischerweise treten bei der Mutter gegen 23 Uhr Blutungen ein, wie es beispielsweise bei einer Placenta praevia der Fall ist. Dies ist eine potenziell tödliche Voraussetzung bei einer Geburt, wobei nur präzises und angemessenes Handeln die Rettung bringen kann. Bei Aconitum stellt die Sphinx, der Sensenmann, eine Frage, die sofort gelöst werden muss, da ansonsten der Tod folgt. Später werden diese Kinder dringliche und bedrohliche Krankheiten entwickeln, die um die Mittags- oder Mitternachtszeit auftreten, wie beispielsweise

Krupp-Laryngitis, bei der das Baby beginnt zu ersticken und bellend hustet.

Carbo vegetabilis, die Pflanzenkohle, kann nur brennen, wenn sie wieder mit Sauerstoff versorgt wird. Es ist das Heilmittel der Kinder, die bei der Geburt nicht unverzüglich atmen können, die blau bleiben. Bei diesen Babys müssen die oberen Atemwege freigemacht, abgesaugt werden. Sie werden stimuliert sowie mit Sauerstoff versorgt. Der APGAR-Score des Kindes ist schlecht (Bei diesem Score wird die Atmung, der Puls, der Grundtonus, das Aussehen und die Reflexe des Neugeborenen bewertet).

Wie wir bereits gesehen haben, ist das eigenständige Atmen die erste Schwelle, die jeder Mensch überwinden muss. **Carbo vegetabilis**-Kindern wird es im übertragenen Sinne schwer fallen, diesen Schritt zu wagen, da sie sich von Kinderkrankheiten wie Keuchhusten oder Masern nicht erholen. Sie werden immer viel Bedarf an Frischluft haben und möchten immer Luft zugefächelt bekommen. Bei der Untersuchung erkennt man diese Menschen an einer bläulich marmorierten Haut, an Besenreißern an den Wangenknochen oder an Akne am Rücken bei Erwachsenen. Diese Patienten werden förmlich von Tabak angezogen. Doch dieser Rauch, der ihr Heilmittel (**Carbo vegetabilis**) in massiven Dosen enthält, wird ihren Zustand verschlimmern, bis sie schließlich in Atemnot geraten.

Argentum nitricum nimmt bei der Geburt eine Sonderstellung ein, da bei Neugeborenen zur Vermeidung einer Augenentzündung jahrelang Silbernitrat in die Augen geträufelt wurde. Nun stellt diese Kombination aus Silber, der Materie und Salpetersäure, flüchtig wie der Geist, die umfängliche Problematik der Inkarnation des Geists in die Materie dar. Wir verstehen, dass die Augen des Babys bei der Geburt „weinen", weil es begreift, dass es sich nun in einer räumlich und zeitlich endlichen Welt befindet. Argentum nitricum erträgt diese räumliche und zeitliche Begrenzung nicht. Der Patient bricht zusammen, wenn die Zeit knapp wird oder er sich in einem engen Raum wiederfindet. Später entwickeln sich aus diesen Kindern unruhige, gehetzte Menschen, die ständig umherlaufen, ganz so als würde ihr Leben davon abhängen. Denn „Zeit ist Geld" (Argentum ist das Silber und das französische Wort „argent" bedeutet Geld). Argentum nitricum zähmt seine Höhenangst beispielsweise bei Luftsportarten wie Fallschirmspringen, bei denen er sich in die Tiefe stürzt und damit den anfänglichen Sturz wiedererlebt. Diese Patienten haben vergessen, dass sie auch einer anderen Welt angehören, in der

Raum und Zeit unendlich sind. Argentum nitricum-Patienten sind oft Atheisten.

Das **Causticum** Kind wird unter schwierigen Umständen geboren. Die Schultern können nicht austreten, was zu einer Schlüsselbeinfraktur führt (vgl. Paralyse des Plexus brachiales, das Nervengeflecht der oberen Gliedmaße). Später wird dieser Mensch, wie Damokles, Angst vor dem Schwert haben, das an einem seidenen Faden hängt und jeden Moment auf ihn hernieder stürzen und sein Schlüsselbein erneut brechen könnte. Causticum ist sich seiner existentiellen Schwäche bewusst, weswegen er sein ganzes Umfeld manipuliert: „Ich bin schwach! Mach doch dieses oder jenes für mich!" Dieser Patient wird das Unglück der anderen mitfühlen, denn „das hätte auch mir passieren können!" Causticum kann an Krämpfen gefolgt von Paralyse leiden.

Opium ist das Heilmittel bei absolutem Stress (Herz-Atem-Stillstand). Diese Arznei findet Anwendung bei schläfrigen Babys, die schlecht trinken. Sie leiden an Verstopfung und zeigen eine Nabelhernie (Nabelbruch). Bei diesen Kindern droht ständig ein Rezidiv bis hin zum plötzlichen Tod.

Natrium sulfuricum hat einen Schlag auf den Kopf bekommen und das daraus resultierende Gehirnödem kann in den ersten Lebenstagen nicht abklingen. Es ist zu viel Wasser - zu viel Flüssigkeit im Kopf. Beachten Sie, dass das lateinische Wort „humor" Flüssigkeit bedeutet. Bildlich gesprochen leidet der „Humor", die Stimmung des Babys darunter. Das hungrige Kind verfällt jedes Mal, wird es nicht unverzüglich gefüttert, in eine tiefe Depression, gefolgt von maßloser Aufregung, sobald ihm die Mutter ihre Brust gibt. **Natrium sulfuricum** steuert mit seinen wechselnden Stimmungen, von Melancholie und wahnhafter Übererregung, auf eine lebenslängliche manisch-depressive Psychose hin. Weitere Symptome dieser Arznei sind Asthma bei feuchtem Wetter und nässende Warzen.

Kalium carbonicum erträgt die Abhängigkeit der ersten drei Monate nach der Geburt nicht. Wenn sich das Essen verzögert, der Zuckerspiegel im Blut sinkt, wird die Natrium-Kalium-Pumpe in der Zellwand, welche Kalium in die Zelle und Natrium aus ihr heraus transportiert, nicht mehr mit Energie versorgt. Dies bringt das Leben in Gefahr. Das Baby schreit, bis die Mutter kommt, um es zu füttern. Sofort danach wird die Mutter empört von ihrem Kind zurückgewiesen, das aufgrund seiner Abhängigkeit wütend ist.

Später entwickeln sich daraus Menschen, die zwar Gesellschaft wünschen, sie aber dennoch schlecht behandeln. Kalium carbonicum ist gierig nach Zucker, leidet an Asthma gegen drei Uhr nachts mit stechenden Schmerzen in der Brust. Kalium carbonicum-Kinder leiden an Dyslexie, wobei „m" und „n" verwechselt werden (Beachten Sie, das französische Wortspiel zwischen „aime" lieben und „haine" hassen, wobei das „h" nicht gesprochen wird). In weiterer Folge werden sich diese Patienten in Situationen der Abhängigkeit begeben (beispielsweise Drogen), sodass sie in völliger Ambivalenz leben werden.

12. Die ersten drei Lebensmonate

Die Anpassung an das Leben außerhalb der Gebärmutter ist keineswegs immer ein leichter Prozess. Die ersten drei Monate sind eine Zeit voller Unruhen. Alles konzentriert sich auf das schnell stattfindende Wachstum, wodurch oft das Verdauungssystem überlastet wird. Das Baby leidet häufig an Koliken, Gasen und Blähungen, obwohl das Kind nur Muttermilch bekommt, die ganz speziell zu dessen Bedürfnisse passt. Mütter sollten während der Stillzeit nicht zu viele Vitaminpräparate einnehmen, denn dadurch kann der Säugling übernervös werden. Ebenso ist bei Fluor, was manche Ärzte für schöne Zähne empfehlen, Vorsicht geboten, denn dies führt beim Säugling in erster Konsequenz zu einer chronisch verstopften Nase. Langfristig gesehen können sich daraus eine Vergrößerung der Rachenmandeln ergeben, die bis zu wiederholten Ohrenentzündungen, mit den charakteristischen Kalkablagerungen auf dem Trommelfell, führen.

Calcium fluoricum in homöopathischen Dosen ist in diesen Fällen das Heilmittel der Wahl. Ebenso bei einer Verstopfung des Tränenkanals (siehe auch **Argentum nitricum, Calcium carbonicum, Natrium muriaticum, Pulsatilla, Silicea**).

Nux vomica ist das beste Heilmittel bei einer Überforderung des Verdauungssystems des Kindes, welches mit Vitaminen und Stress von einem zu unruhigen Leben überladen ist. Nux vomica löst außerdem die verstopfte Nase des Babys, sodass es wieder gut schlafen kann.

Im Fall von heftigen Koliken kann **Cuprum** angezeigt sein, wenn die Verdauung von blubbernden Geräuschen begleitet wird, oder **Colocynthis**, wenn das Kind von heftigen Wutausbrüchen getrieben wird und es von den Koliken scheinbar zweigeteilt wird.

Bei **Dioscoera villosa** bessern sich die Koliken, wenn er sich nach hinten beugt (und ein Hohlkreuz bildet) - genauso wie bei Bauern, die sich nach einem langen Tag, an dem sie über der Erde gebeugt arbeiteten, strecken. Häufig handelt es sich um Patienten, die versuchen, ihre bescheidene Herkunft, für die sie sich schämen, zu verbergen.

Kommt es zu Krämpfen, besonders bei dem furchtbaren „West-Syndrom", sollte als erstes an **Cuprum metallicum** gedacht werden. Das **West-Syndrom** ist eine besondere Form der Enzephalopathie, die das Gehirn zerstört. Hier kann **Cuprum** (CH15-30) oft Wunder bewirken. *„Ich bin nicht Herr der Lage", „Ich bin dem nicht gewachsen"* ist die zugrunde liegende Idee von Cuprum. Pflanzen werden mit Kupfer gedüngt, um sie während des Wachstums zu schützen.

Kommt es zu übermäßigem Schwitzen am Kopf, der nach und nach von Milchschorf überdeckt ist, weist dies auf **Calcium carbonicum** hin. Es ist ein Heilmittel für schnelles ponderales Wachstum bei ängstlichen Kindern, die versuchen, ihre zerbrechliche Fontanelle durch einen verkrusteten, unästhetischen „Helm" (Milchschorf) zu schützen. Sie sind sich der existentiellen Schwäche ihres, von Knochen schlecht geschützten Körpers bewusst und versuchen dies, über die Nahrung mit gefräßigem Saugen und Fettanlagerung wett zu machen.

Wenn die Krusten gelb sind, sollte man an das Heilmittel **Dulcamara** denken, welches für Babys geeignet ist, die sich, zu Recht oder zu Unrecht, nicht genug geliebt fühlen.

Manche Kinder verweigern die Nahrungsaufnahme, so wie **Silicea**, welches die mütterliche Brust zurückweist. Es fällt dem Kind schwer, sich an das Leben außerhalb der Gebärmutter zu gewöhnen. **Silicea** liebt ein warmes Bad, das ihn an das vergangene Glück in seinem „Urei" vor der Geburt erinnert.

Lycopodium möchte die mütterliche Brust regelrecht verschlingen und sich die Mutter am besten ganz einverleiben, um ein absolutes Haben zu genießen. Diese

Kinder leiden an Gasen im Bauch, einem Blähbauch und heftigen Wutausbrüchen. Rote, sandige Ablagerungen im Urin verraten ihn (Harnsäure). Später wird Lycopodium die Neigung zu Gicht haben. Wachstum ist seine Obsession, denn groß zu sein bedeutet, Macht zu haben. Mütter von Lycopodium-Babys haben oft nur Milch in der rechten Brust. In diesen Fällen gibt man auch der Mutter das Heilmittel.

Lachesis ist das Pendant zu Lycopodium, wobei nur die linke Brust Milch gibt. Babys, die Lachesis benötigen, wären oft beinahe bei der Geburt erstickt, weil die Nabelschnur um den Hals gewunden war. Auf körperlicher Ebene bemerkt man Besenreißer an den Wangenknochen und eine Nabelhernie.

Aethusa cynapium leidet an einer gestörten Kommunikation zwischen Mutter und Kind. Jedes Mal, wenn das Baby schreit, um etwas auszudrücken, fühlt sich die Mutter verloren und gibt ihm auf gut Glück etwas zu essen. Vollgestopft mit Milch regurgiert das Baby alles und meldet sich zwei Stunden später wieder. Im Lauf des Lebens entwickeln diese Menschen eine Milchallergie.

Im Alter von einem Monat erkennen Babys Gesichter und lächeln. Mit drei Monaten können sie bereits den Kopf selbst halten und Personen in der Entfernung erkennen.

Vom dritten bis zum sechsten Monat befindet sich das Kind in einer ruhigen Phase, in der die Freude am Leben vorherrscht. Die Mahlzeiten finden regelmäßig vier Mal am Tag statt und der Schlaf ist ruhig.

Die Impfungen

Eltern sollten es während der ersten drei Lebensmonate vermeiden, ihr Baby überimpfen zu lassen, um es vor allen möglichen existierenden Krankheiten zu schützen. Das ist völlig übertrieben und würde bedeuten, das Leben selbst als eine tödliche und sexuell übertragbare Krankheit zu betrachten.

Viele der verwendeten Impfstoffe enthalten Aluminiumhydroxid, was die Entwicklung des Gehirns behindert.

Bis zur Einschulung erhält bereits eine große Anzahl von Kindern Rehabilitationsmaßnahmen: Logopädie, Psychomotorik, Orthopie, … Die Kinder erleiden bis zu

67 Impfstoffvalenzen (s. Mehrfachimpfungen) im ersten Lebensjahr (Frankreich)! Überspitzt kann man sagen, dass diese Kinder gegen alles geimpft sind, doch sie sterben am Verzehr einer Erdnuss!!!

Im Moment werden die Menschen dazu gedrängt, sich exzessiv impfen zu lassen, und manche Kinder haben im Alter von nur vier Monaten bereits 19 Impfungen hinter sich: 3x Pentacoq (Diphterie, Polio, Tetanus, Haemophilis, Keuchhusten), 3x Hepatitis B und 1x BCG!

Dies aber sind Exzesse, die schnell auf uns zurückfallen, denn die Folgen sind Störungen des Immunsystems, was beispielsweise eine Generation von Asthmatikern hervorbringt. Asthma nimmt seinen Lauf durch die ersten Impfungen mit einer Krankheit, die man als Säuglingsbronchiolitis bezeichnet: erschwerte Atmung, bronchiale Raumforderung. Man findet sich leicht in der Versuchung, die Schuld dafür der Umweltverschmutzung oder dem Tabakkonsum der Familie zu geben.

Manche Menschen verweigern grundsätzlich jegliche Impfung, was auch nicht vernünftig ist. Unter ihnen finden sich Menschen, die für ihre Gesundheit auf biologisches Essen und gesunden Lebenswandel bauen. Das erinnert an **Calcium silicatum**, das, wie wir gesehen haben, ein Heilmittel für Menschen ist, die engen Kontakt zu einer bereits seit Jahren verstorbenen Person aufrecht erhalten. Von Zeit zu Zeit erzählen diese Patienten dem Verstorbenen von ihren Missgeschicken und fragen ihn um Rat. Andere Menschen, die Impfungen verweigern, haben gesehen, wie ein Familienmitglied seit einer Impfung schwer erkrankte. Dies erinnert an **Thuja, Silicea** oder **Sulfur**.

Im Gegensatz dazu gibt es aber auch Menschen, die alle erhältlichen Impfungen haben möchten, so wie **Arsenicum album**, der sich um jeden Preis vor dem Tod schützen will!

Unserer Meinung nach ist das Kind bis zum neunten Monat durch mütterliche Antikörper, die über die Plazenta übertragen wurden, geschützt (die Antikörper, die beim Stillen übertragen werden, schützen den Verdauungstrakt vor Gastroenteritis). Es ist unnütz, zu früh zu impfen. Das Minimum ist DT-Polio, was zu wenigen Impfreaktionen führt, vor allem wenn man einen ausreichenden zeitlichen Abstand zwischen den Injektionen einhält.

Die Keuchhustenimpfung birgt viele Risiken (beispielsweise Enzephalitis) und kann Asthma auslösen. Sie sollte nur Kindern verabreicht werden, die schon früh (im ersten Lebensjahr) in Gemeinschaftseinrichtungen gehen. Dann sind zwei Injektionen das Maximum, um das Kind im ersten Lebensjahr, die einzige Zeit, in der Keuchhusten gefährlich ist, zu schützen. Tritt Husten als Impffolge auf, wird als erste Heilmittel eine Gabe **Carbo vegetabilis** CH30 verabreicht, um das Gleichgewicht wiederherzustellen. Bitte beachten Sie, dass nicht gegen Keuchhusten geimpft werden soll, wenn in der familiären Vorgeschichte Epilepsie oder Asthma auftritt, sowie bei Kindern mit einer schweren Geburt (APGAR Score unter 10).

BCG ist in keinem europäischen Land mehr vorgeschrieben. Seine Effizienz ist nicht geprüft, dafür ruft es Asthma und Allergien hervor.

Silicea wird nach einer BCG-Impfung eine eiternde Wunde entwickeln, die nicht heilen will. Zumal der produzierte Eiter lebendige Tuberkulosebakterien enthält, die andere infizieren können, stellt dies eine Gefährdung für das Umfeld dar, vor allem bei immungeschwächten Personen (bsp. Aidskranke) und Menschen, die mit Immunsuppressiva oder Kortison behandelt werden. Lokal muss eine antibiotische Salbe gegen Tuberkulose aufgetragen werden (Rifamycine) und das Kind erhält eine Gabe **Silicea** (CH15 bis CH30) und eine Gabe **Tuberculinum** (CH15 bis CH30).

Mir erscheinen die anderen Impfungen nicht sinnvoll - Haemophilus-Menengitis beispielsweise tritt weltweit selten auf und kommt vor allem bei Kindern vor, die in großen Gemeinschaften leben. Im Bezug auf Hepatitis B kann ich sagen, dass ich in meiner zwanzigjährigen Tätigkeit (Stand 1997) als Kinderarzt noch nie einen Fall bei einem Kind unter 14 Jahren erlebt habe. Vielmehr handelt es sich dabei um einen genetisch hergestellten Impfstoff, der zum jetzigen Zeitpunkt keine ausreichende Sicherheitsgarantie bietet. Aber es treten zahlreiche Sekundäreffekte, wie Multiple Sklerose, Beeinträchtigung der Sehkraft, verschieden Autoimmunerkrankungen oder Diabetes auf.

Kinderbetreuung

Die Kinderbetreuung ist ein wirkliches Problem in unserer modernen Gesellschaft, in der, trotz mehrerer Millionen Arbeitsloser, Schwangere und junge Mütter gnadenlos zur Arbeit gezwungen werden. Man kann Freuds Ausarbeitungen nicht leugnen, welche die Wichtigkeit der fusionellen Liebe zwischen Mutter und Kind im ersten Lebensjahr zeigen.

Viele Kinder leiden unter Abandonismus und Orientierungslosigkeit, werden sie (zu) früh in Gemeinschaftseinrichtungen gegeben. So wie **Capsicum**, das an wiederkehrenden Ohrenentzündungen leidet, sich ins Essen flüchtet und irgendwann fettleibig wird. Es ist besser, nach einer guten Nanny zu suchen, die, Gesetz dem Falle, sie macht ihre Arbeit gut, sogar die Mutter eifersüchtig machen kann.

Dagegen fühlen sich manche Kinder in Gemeinschaftseinrichtungen sehr wohl. Das ist beispielsweise bei **Sulfur** der Fall, der sich unverzüglich an alle Umstände anpasst und sehr gesellig ist. Oft ist die Mutter glücklich, das Kind abgeben zu können, da sie mehr Freude empfindet, sich selbst zu verwirklichen als ihre Zeit mit häuslichen Aufgaben zu verbringen.

In manchen Familien kümmert sich die Großmutter um das Kind. Doch achten sie dann unbedingt darauf, dass die Großmutter nicht den Platz der Mutter einnimmt und ihr das eigene Kind sozusagen wegnimmt. Die Rolle der eher permissiven Großeltern ist eine andere als die der Eltern und es wird zu Verwirrungen kommen, die später die Grundlage für psychische Konflikte bilden.

Zukünftige Gesellschaften werden irgendwann verstehen, dass eine Elternzeit von mindestens zwei Jahren nötig ist: das erste Jahr mit der Mutter, das zweite Jahr mit Mutter oder Vater. Die Arbeitslosen werden die freien Stellenangebote belegen und die Säuglinge können sich wieder in einer normalen Umgebung entwickeln, in der sie erst nach dem Ende des oralen Stadiums (zwischen 18 und 24 Monaten) eine Gemeinschaftseinrichtung besuchen.

Der Schnuller ist eine Befriedigung des oralen Stadiums. Durch das Saugen verschafft sich das Kind ständigen Genuss; es besteht die Gefahr, dass sich das Kind nicht für seine Umwelt öffnet. Stellt sich Schlaflosigkeit ein, liegt es daran, dass das Baby beim Saugen einschläft - so als ob es an der Mutterbrust liegen würde - und dann nachts kurz aber häufig erwacht. Jedes Mal sucht und ruft das Baby nach der Mutter, was schnell zur Hölle werden kann. Also, nur Mut in diesem Fall, es gibt nur eine Lösung: werfen Sie den Schnuller in den Mülleimer! Geben sie unterstützend beispielsweise **Pulsatilla**. Es ist ein Heilmittel für Kinder, die die Mutter nicht verlassen können und die (nur) in den Armen der Mutter einschlafen. Oder ist es etwa die Mutter, die ihr Kind nicht loslassen kann?! Im Zweifelsfalle geben Sie die Arznei beiden.

Arsenicum album, eine Arznei bei Angst vor dem Tod, steht an oberster Stelle bei Problemen mit Schlaflosigkeit, zumal der Schlaf, wie wir gesehen haben, der „kleine Tod" genannt wird. Der Körper verweilt unbeweglich und der Geist wandert umher und kehrt morgens, beim Erwachen, zurück. Die Mutter von Kindern, die **Arsenicum** benötigen, ist oft von einem Trauerfall / Tod während der Schwangerschaft selbst betroffen, wie beispielsweise bei einer Krankenschwester, die auf einer Intensivstation arbeitet. Das Baby ist unruhig, „lebhaft" und schlaflos gegen drei Uhr morgens.

Medorrhinum ist ein Baby, das nicht gut schlafen kann, außer es liegt auf dem Bauch in der Hocke, mit angezogenen Beinen, wie ein Frosch. Diese Kinder leiden oft an einer Windeldermatitis. Um dem plötzlichen Kindstod vorzubeugen, rät man Müttern, das Kind in Rückenlage zu betten. Bei Medorrhinum eine Sackgasse, die zu chronischer Schlaflosigkeit führt. Medorrhinum kann außerdem nicht in Höhenlagen (Berge) schlafen, beruhigt sich aber am Meer.

Andere erwägenswerte Arzneien sind beispielsweise **Staphysagria**, das, wie wir bereits gesehen haben, den ganzen Tag schläft und die Nacht zum Tag macht. **Capsicum** schläft nicht mehr, wenn es nicht zu Hause ist und **Ignatia** ist schlaflos wegen Liebeskummer, der bereits im Mutterleib erlebt wurde (zum Beispiel die Eltern, die sich auseinandergelebt haben, oder es kam zu einer Amniozentese, die alles gestört hat).

Carcinosinum ist das Heilmittel der Babys, die noch nie (auch nur) eine normale Nacht verbracht haben. Das Kind weist oft am Körper eine Fülle von Muttermalen oder Café au lait-Flecken auf. Die Bindehäute (Konjunktiven) sind bläulich. Carcinosinum ist das Heilmittel der Menschen, die es nie schaffen, das Band zu ihrer Mutter zu durchtrennen.

13. Der sechste Monat - Zahnung

Der sechste Lebensmonat ist im Allgemeinen vom Durchbrechen der ersten Zähne geprägt. Wird ein Kind beim Zahnen krank? Mit dem Durchbrechen des Zahnfleisches kommt es natürlich zu Schmerzen und Entzündungen, die sich auf den Pharynx, die Ohren (Otitis) oder Bronchien (Bronchitis beim Zahnen) erstrecken können. Akademiker sagen, dass Krankheiten durch Viren und Bakterien hervorgerufen werden. Bis zu einem gewissen Punkt haben sie Recht, doch die Erkrankungen beim Zahnen treten nur dann auf, wenn es in besagten Bereichen zu einer Schwäche kommt, die das bakterielle und virale Gleichgewicht verschiebt.

Das Austreten der ersten Milchzähne symbolisiert den ersten Schritt in Richtung Erwachsensein. Wir verdanken es den Zähnen, dass wir essen und entwöhnt werden können, wodurch wir ein von der Mutter unabhängiges Wesen werden können. Alle Probleme, die bei diesem ersten Austreten der Zähne entstehen, reflektieren die Probleme beim Verlassen der Gebärmutter, der ersten Entfernung von der Mutter - daher helfen oft die gleichen homöopathischen Heilmittel, beispielsweise:

Chamomilla ist das Heilmittel bei unerträglichen Schmerzen, die als „nicht verdient" empfunden werden und das Chamomilla-Kind unruhig und zornig werden lassen. Charakteristisch für Chamomilla ist zum einen eine sehr rote Wange, während die zweite blaß ist und zum anderen die Tatsache, dass sich das Kind beruhigt, wenn man es schaukelt oder im Auto umherfährt.

Rhus toxicodendron ist ein Heilmittel bei Angina oder Bronchitis während des Zahnens. Das Fieber beginnt im Allgemeinen mitten in der Nacht, zwischen ein und drei Uhr morgens. Das Kind ist frostig und unruhig. Rhus tox. hat überall Schmerzen und seine Zunge ist charakteristisch weiß mit einer roten Spitze.

Phytolacca hat Schmerzen, die bis zum Ohr hin ausstrahlen. Auffallend ist sein Verlangen, ständig auf etwas hartes zu beißen.

Podophyllum hat starken Durchfall, gelblich, sprudelnd, manchmal mit einem Rektumprolaps

Rheum hat so sauren Stuhlgang, dass man den sauren Geruch noch aus einigen Metern Entfernung wahrnimmt.

Calcium bromatum ist während des Zahnens immer schlaflos. Der Patient fühlt sich nie sicher zu Hause, obwohl seine Familie anwesend ist.

Magnesium muriaticum leidet während des Zahnens an Verstopfung. Sein

Stuhlgang ist klein und hart, wie Schafsdung. Es sind die Babys der „68er", die eine Rückkehr zur Natur leben, weit abseits von Städten und der dort herrschenden Gewalt.

Sobald das Baby die ersten Zähne hat, kann es beißen. Dabei wird es seine Persönlichkeit zum Ausdruck bringen, sich im Bezug auf die Mutterbrust unabhängig machen und seine Identität zum ersten Mal behaupten. Im Kind beginnt sich der Erwachsene zu formen, der sich darauf vorbereitet, sich ins Leben zu stürzen. Aber es stellt sich auch das Bewusstsein, gemäß dem Sprichwort „fressen oder gefressen werden", ein. Die Angst vor dem Tod wird wachgerufen. Träume werden von verschlingenden Bestien, dem Wald, dem Hai oder Dinosauriern bevölkert. Diese nächtlichen Schrecken stören den Schlaf von **Stramonium**, das schreiend erwacht, niemanden erkennt und nur schwer von den Eltern beruhigt werden kann. **Belladonna** schreit, wenn ein bekanntes Gesicht vor ihm erscheint. Während seines Fieberdeliriums, das gegen 20 Uhr beginnt, sieht das Kind hässliche Grimassen. **Belladonna** hat ein rotes Gesicht, die Pupillen sind erweitert.

Cédric schläft nicht mehr, seit sich seine Mutter bei einem Autounfall die Nase gebrochen hat und durch einen großen Wundverband über das ganze Gesicht entstellt ist. Das Baby schreit, sobald sich ihm jemand nähert und es anlächelt. Nachts wird Cédric von heftigen Albträumen geplagt, die vor Mitternacht auftreten. **Belladonna** *CH30 brachte alles schnell wieder in Ordnung.*

Manches Mal entlädt sich das orale Stadium durch Kinderkrankheiten. Dabei handelt es sich um Initiationskrankheiten, die es ermöglichen, die mit diesem Stadium verbundenen Ängste zu lösen. Meine eigene Tochter durchlebte eine schlimme Masernerkrankung im Alter von etwa 18 Monaten. Das Fieber überstieg die 40-Grad Marke, die Augen eiterten und die Kleine nannte im Delirium den „Wauwau" (Hund). Da die unteren Gliedmaßen kalt waren, gab ich ihr **Stramonium**, was zur schnellen Heilung führte. All das geschah kurz nachdem ihre Mutter, schwanger im sechsten Monate, hilflos mit ansehen musste, wie der Postbote von unserem Hund überfallen wurde.

Interessanterweise bereitet gerade das Durchbrechen der Eckzähne (lat. „canines") viele Probleme. „Caninus" kommt vom Lateinischen „canis", der Hund und „canis lupus", der Wolf. Der eigentliche Zweck der Kinderkrankheit liegt in der Stärkung des Immunsystems. Die Masern töteten viele Kinder bei Urvölkern, bei denen es üblich war, dass Frauen, während ihrer fruchtbaren Zeit, alle 18 Monate ein Kind bekamen. Starb ein Kind an Masern, war das darauf zurückzuführen, dass es nicht genügend Zeit in der fusionellen Bindung mit der Mutter während der oralen Phase verbringen konnte, bevor es Platz für sein Geschwisterchen machen musste. Dadurch überlebten nur die stärksten Kinder - im Schnitt drei pro Elternpaar. Mittlerweile haben wir, Gott sei dank, Verhütungsmethoden, und Masern sind keine Krankheit mehr, die so oft tödlich verläuft.

Muss man sein Kind gegen Mumps, Masern und Röteln impfen lassen? Zuallererst erscheint es völlig unnatürlich, diese drei Krankheiten in einem Impfstoff zu kombinieren, da sie in der Praxis niemals zusammen auftreten (coexistieren). Die Dauer der Immunität durch die Impfung ist kürzer als die durch eine Krankheit verliehene Immunität. Des Weiteren sind diese Impfstoffe sehr empfindlich. Es hat negative Auswirkungen auf das Präparat, wird es beispielsweise Wärme ausgesetzt. In anderen Worten riskieren wir Mumps, Röteln und Masern-Epidemien unter den Erwachsenen, was große Probleme verursachen würde, da Kinderkrankheiten von Erwachsenen schlecht verkraftet werden. Darüber hinaus greift das Ausbleiben von Kinderkrankheiten aufgrund von Impfungen in das Immunsystem ein und verändert selbiges. Wir haben es mit einem wahren gesellschaftlichen Problem zu tun, das mehr diskutiert werden sollte.
Die Homöopathie ist eine wirksame Medizin, um Kinderkrankheiten zu lindern und zu heilen. Zum anderen haben homöopathische Ärzte festgestellt, dass Patienten, die keine Kinderkrankheiten durchlebten, ein höheres Krebsrisiko haben.

Calcium carbonicum ist furchtbar ängstlich und die mit dem oralen Stadium verbundene Aggressivität terrorisiert ihn. Die Zahnung ist bei Calcium carbonicum verzögert und schwierig. Später hat er Angst vor Tieren - vor allem vor Hunden.

Silicea zieht es vor, gar nicht zu zahnen. Im schlimmsten Fall kommt es zu einem eingeschlossenen Zahn - wie der Mensch, der sein Leben lang in seiner Eischale verbleibt. Nur etwas Spitzes kann das Ei aufstechen, was, wie wir gesehen haben, Silicea am meisten beunruhigt. Silicea ist auch dafür bekannt, Fremdkörper zum Austreten zu bringen. Es ist das beste Heilmittel bei sehr stark verspäteter Zahnung, wenn der erste Zahn nach dem zwölften Monat austritt.

Drosera ist eine fleischfressende Pflanze, die Insekten verschlingt, die sich auf ihr Blatt setzen. Es ist ein gutes Heilmittel, wenn Husten bei der Zahnung auftritt, darüber hinaus bei Keuchhusten und Tuberkulose.

Tuberculinum: Menschen, die an Tuberkulose erkranken, möchten lieber ihren Körper verlassen als in dieser grausamen und feindlichen Welt zu leben. Simon Weil, ein französischer Mystiker, der 1939 an Tuberkulose verstarb, sprach von der freiwilligen Selbstauflösung, um mit Gott zu verschmelzen. Ohne soweit zu gehen, träumt der Tuberculinum-Patient von Reisen zu weit entfernten Inseln, vom Paradies und von der Pracht schneebedeckter Bergipfel.

Hydrophobium, das aus dem Tollwutvirus hergestellt wird, hat die extremste Angst, verschlungen zu werden. Hydrophobium-Kinder beißen und wollen alles um sich herum kontrollieren. Sie vertragen kein helles Licht, haben Angst vor Wasser (Cannabis indica) und schwärmen für Schokolade. Oft wurden diese Kinder zu irgendeinem Zeitpunkt von einem Hund gebissen, ganz so als würden sie dieses unerfreuliche Ereignis anziehen. Später werden sie zu sehr invasiven Erwachsenen, die ihre Umgebung kontrollieren wollen.

Kreosotum wird bei jedem Zahndurchbruch krank: Husten, manchmal sogar Bronchiolitis mit Atemnot. Ein körperliches Symptom ist charakteristisch für Kreosotum: bei jedem Zahnen zeigt sich ein Erythem am Gesäß, wobei der Po rot und erodiert ist. Die Zähne von Kreosotum sind brüchig und werden schnell kariös. Es ist ganz so, als würde Kreosotum die Zähne und die dadurch symbolisierte Aggressivität ablehnen und es vorziehen, diese zu zerbeißen und zu zerstören. Später entwickeln sich daraus große Kinder und Erwachsene, die von Vergewaltigung träumen (oft kam es bei diesen Menschen in der Familiengeschichte tatsächlich zu Inzest und Vergewaltigung) - in anderen Worten kommt es zu einem gewaltsamen Eindringen. Kreosotums Reaktion darauf ist die Ablehnung jeglicher Art von Aggressivität, was das Leben unmöglich macht.
Kreosotum wird aus Buchenholzteer hergestellt, dessen Rauch verwendet wird, um Fleisch haltbar zu machen. Doch ist es der Geist, der das Leben erhält und der das Fleisch durchdringt.

Diese orale sadistische Phase hinterlässt in unserer Gesellschaft mehr Spuren als man glauben würde. Man denke nur an die Erfolge von Filmen wie „Jurassic Park" oder

„Der weiße Hai". Im Tierreich bedeutet das Entblößen der Zähne, dass das Tier im Begriff ist anzugreifen - sie symbolisieren also Aggressivität. Bei uns Menschen ist das Lächeln, bei dem die Zähne entblößt werden, ein Akt der Liebe, der Zuneigung. Die ganze Menschlichkeit definiert sich durch diese Umkehrung. Wahre Liebe erkennen wir an der Qualität eines Lächelns.

14. Die Angst des neunten Monats und das Ende des oralen Stadiums

Der neunte Lebensmonat bringt Erinnerungen an den neunten und letzten Monat der Schwangerschaft und der Geburt mit sich. Das Baby kommt in eine Phase der Trennungsangst und möchte seine Eltern nicht mehr verlassen.

Mit etwa zwölf Monaten beginnt das Kind zu laufen. Auch im Fall einer Behinderung muss darauf geachtet werden, dass das Kind die Vertikale, die Aufrichtung des Körpers erreichen kann. Durch die Aufrichtung verlässt der Mensch den Pfad der Tiere und befreit seine Arme und Hände, um zu arbeiten, etwas herzustellen und kreativ tätig zu werden. Dieser Schritt hat zur Entwicklung der Gehirnleistung und Intelligenz beigetragen.

Gehen zu lernen bringt Stürze, Schläge und Fallen mit sich, doch zu guter Letzt klappt es immer und wir gewinnen eine unglaubliche Freiheit. Seien Sie zu Hause vorsichtig mit Gegenständen, die in der Reichweite des Babys sind, sowie mit toxischen oder elektrischen Gefahrenquellen (Ofen, Elektrizität)!

Viele Eltern fragen sich, ob man das noch krabbelnde Baby mit einer Lauflernhilfe unterstützen sollte, damit es in der Wohnung herumschlendern kann? Auf der einen Seite riskiert man das wirkliche „Laufen lernen" zu verlangsamen, weil das Kind Angst haben wird, ohne seine Lauflernhilfe los zu lassen. Allerdings kann die frühe Erfahrung von Selbständigkeit für das Kind gewinnbringend sein. So oder so wird es immer die Zeit des Krabbelns geben, in der das Kind alles entdecken und erforschen kann. Umso mobiler das Baby wird, desto größer wird das Terrain, welches es allmählich entdeckt und erweitert, um mehr und mehr von der Außenwelt zu erfassen.

Im Alter von 12 bis 18 Monaten kehrt das Kind erneut in eine recht stabile und ruhige Phase zurück. Diese Ruhe ermöglicht es dem Kind, die nötigen motorische Fähigkeiten sowie die Sprache zu entwickeln und zu verfeinern. In dieser Zeit ist es sehr wichtig, auf die Entwicklung des Seh- und Hörsinns zu achten (Achtung, wenn das Kind schielt oder sich wiederholt an der Türe stößt; auch rezidivierende Ohrenzündungen können das Hörvermögen stören).

Aviaire ist ein zentrales Heilmittel bei rezidivierenden Ohrenzündungen bei Säuglingen. Es handelt sich dabei um den potenzierten Erreger der Geflügeltuberkulose. Diese Arznei kann auf tuberkulinschem Terrain wieder das Gleichgewicht herstellen. Bei Aviaire-Kindern kommt es durch die BCG-Impfung zu einer Verschlechterung. Weiter Symptome bei diesen Patienten sind die Verschlechterung am Meer und die Verbesserung in den Bergen. Auf physischer Ebene zeigen sich weiße Flecken auf den Fingernägeln und eine auffallende Vene an der Nasenwurzel.

Cyclamen ist ein großes Heilmittel für Strabismus (Schielen) bei Kindern, vor allem wenn sich das linke Auge nach innen, zur Nasenwurzel hin wendet. Häufig gab es im Leben der Mutter einen verdeckten Kummer, zum Beispiel wenn der Vater des Kindes nicht der Mann ist, den sie liebt. Darüber kann sie jedoch nicht sprechen, sondern macht sich lustig.

Cicuta virosa ist ein Heilmittel für das Schielen nach einem Schlag auf den Kopf, beispielsweise durch einen Sturz oder ein neonasales Trauma. Das Kind entwickelt sich nicht mehr weiter und bleibt ein Baby. Überhaupt empfindet es die Welt der Erwachsenen als verrückt, sodass es besser ist, ein Kind zu bleiben.

Wenn das Kind schielt, ist es wichtig zu überprüfen, ob eine Amblyopie (Schwachsichtigkeit, vermindertes Auflösungsvermögen des Auges) vorliegt. In diesem Fall arbeitet nur ein Auge und das andere atrophiert. Dann ist es nötig, das „gute" Auge abzukleben, um den „Faulpelz" zur Arbeit zu zwingen, da sonst der Verlust des Sehvermögens und damit der Verlust des dreidimensionalen Sehens droht.

Das Kind, das nicht läuft

Abgesehen von Kindern, die an einer neurologischen Behinderung leiden, gibt es auch andere Kinder, die erst spät laufen lernen. Das heißt mit 15 bis 16 Monaten, oder sogar später. Die Homöopathie kann hier helfen. Zum Beispiel:

Calcium carbonicum verabreicht man schreckhaften, hypotonen Kindern, die oft an Übergewicht leiden.

Sulfur will sich nicht Bemühen; ihm ist das Laufen völlig egal und er ist froh, in seinem faulen Zustand der Glückseligkeit zu bleiben.

Barium carbonicum versteht nicht, wieviel ihm das Gehen bringen wird.

Agaricus muscarius ist ungeschickt und unbeholfen.

Causticum fehlt der Muskeltonus.

Natrium muriaticum will dem Vater nicht folgen, um sich von der Mutter zu entfernen.

Silicea weigert sich, auf etwas Unbekanntes, Beunruhigendes zuzugehen.

15. Der 18. Monate - das anale Stadium, Sykose

Mit 18 Monaten verlassen wir das orale Stadium, also die fusionelle Bindung zwischen Mutter und Kind, die sich bereits seit dem neunten Monat Stück für Stück lockert. Im Gegenzug gewinnt der Vater mehr und mehr an Bedeutung. Wir erreichen das *anale Stadium*.
Jetzt wird das Kind sauber, es lernt, seine Schließmuskeln zu kontrollieren und erledigt sein Geschäft auf dem Töpfchen. Zur selben Zeit muss sich das Kind allerdings von Schnuller und Fläschchen trennen, da ansonsten das orale Stadium verlängert wird, was wiederum das „sauber werden" verzögert. Das Kind muss das Alte hinter sich lassen, sonst müssen die armen Eltern noch für mehrere Monate die schmutzigen Windeln wechseln.

Pulsatilla weigert sich, die Beziehung zur Mutter und alles, was diese symbolisiert, aufzugeben. Das Kind nimmt sein Fläschchen und seinen Teddy, ein Symbol für die Plazenta, die das Kind einst mit der Mutter verband, überall mit hin.

Ich hatte einen kleinen Patienten, der sich nicht von seinem Stoffhasen trennen konnte. Für

Bastién war der kleine Hase absolut echt. Als er eines Tages mit seinen Eltern segeln ging, ermahnte ihn der Vater, darauf zu achten, dass der Hase nicht ins Wasser falle. Das Kind antwortete dementsprechend sofort: „Ja, denn es gibt ja keine Karotten im Meer!" Bastién litt an einem großflächigen Ekzem, das nach wenigen Gaben von **Pulsatilla** *CH7 schnell abklang.*

Außerdem ist **Pulsatilla** hitzig und trinkt sehr wenig (außer gesüßte Getränke aus dem Fläschchen). Das Kind scheint tollkühn zu sein. So kann es vorkommen, dass es sich in eine Schlucht oder den Pool stürzt, weil es fest davon überzeugt ist, dass seine Mutter immer direkt hinter ihm ist, um im schlimmsten Fall einzugreifen.

Im Laufe des *analen Stadiums* wird der Vater zu einer zentralen Figur. Er nimmt die Schlüsselstellung im Leben des Kindes ein - sagt „Nein", zeigt Grenzen auf und gibt dem Kind den Namen (Familienname) (im Französischen wird das Wort für Nein „non" und das Wort für Name „nom" identisch ausgesprochen). Innerhalb dieser Grenzen kann sich das Kind wie im Inneren einer starken Festung entfalten. Gibt es keine Grenzen, entsteht die Angst vor der Unendlichkeit, der Depersonalisierung. Es entwickeln sich hyperakitve, invasive Kinder, die „Alleskönner", die ihre Mutter an ihre Grenzen treiben. In diesen Situationen müssen wir sehen, ob der Vater anwesend ist und ob er tatsächlich zu seinem Kind „spricht".

Eines Abends stehe ich in meiner Praxis einer müden Mutter gegenüber. Das Kind ist unruhig und fasst alles an. Es läuft in Richtung Medikamentenschrank. Der Vater holt es gerade noch rechtzeitig ein. Dann läuft das Kind in Richtung der Waage. Auch hier steht der Vater wortlos auf und holt das Kind in letzter Minute ein. Schlussendlich wendet sich das Kind in Richtung MEINER persönlichen Sammlung von Tim und Struppi! Ohne mich zu bewegen, spreche ich ein donnerndes „Nein"! Das Kind stoppt abrupt, der Vater ist erstaunt. In diesem Moment wurde dem Vater bewusst, dass das alleinige Handeln nicht ausreicht, ohne ein „Nein" aus zusprechen. Ich erkläre ihm, dass er sprechen muss, dass er ein „Nein" sagen muss (deshalb ist es wichtig, dass das Kind den Namen „le nom", „non" des Vaters trägt).

Das Kind, das nicht spricht

Ist der Vater schweigsam oder abwesend, ist es für das Kind schwierig, Fixpunkte zu finden oder auf das Wort zuzugreifen. Das Kind wird an einer verzögerten Sprachentwicklung leiden, wobei das Heilmittel oft **Natrium muriaticum** ist.

Natrium muriaticum-Kinder sind schmal und introvertiert, lieben Salz und verstecken sich vor der Sonne, dem Symbol des Vaters (in Kinderzeichnungen).

Bei verzögerter Sprachentwicklung finden wir außerdem folgende Heilmittel:

Agaricus leidet an einer körperlichen Beeinträchtigung, sodass ihm der Zugang zum Wort auf physischer Ebene erschwert wird. Später wird er das Wort „polieren", bis hin zum Dichten.

Barium carbonicum ist auf intellektueller Ebene verlangsamt.

Nux moschata flüchtet sich in den Schlaf, um der Realität zu entkommen, die er als gefährlich erachtet.

Belladonna ist vom sadistisch-oralen Stadium blockiert und schreitet nicht voran.

Chlorum verweilt in seiner „Blase" und verweigert es zu sprechen. Es ist ein großes Heilmittel bei der Behandlung von Autismus.

Cannabis indica ist ein interessantes Mittel, wenn die Mutter in der Schwangerschaft Cannabis geraucht hat. Es hilft dem Kind, die fusionelle Bindung zu verlassen, in der es ansonsten „ertrinken" würde.

Ich frage Eltern oft, was ihrer Meinung nach die Rolle des Vaters ist und erhalte viele unterschiedliche Antworten: *„Er ernährt die Familie"*, *„Er verdient das Geld"* sind die häufigsten Antworten. Später erkläre ich ihnen, dass wir dank des Vaters die Mutter verlassen, in der wir sonst „ertrinken", in der wir uns selbst verlieren würden.

Delfine zählen zu den wenigen Säugetieren, die die Rückkehr ins Meer geschafft haben. In dem Film *„Le grand bleu"* zieht es der Held, ein Apnoetaucher, der sich mit den Delfinen identifiziert, vor, im Meer zu sterben, anstatt sein Leben als Vater anzunehmen, als er erfährt, dass seine Freundin schwanger ist.
Wie mir meine Frau Catherine klugerweise zeigte, kann man den „Vater" auch über das Wortspiel „père" und „pair" mit dem „Paar" in Verbindung bringen. Der Vater ist derjenige, der zusammen mit der Mutter das Paar bildet und dessen Liebe, die der Mutter ablösen wird. Man rutscht von der fusionellen Liebe in eine andere Form der Liebe, die manchmal auch fusionell und unendlich sein kann, die aber de facto mehr durch präzise Grenzen geprägt sein wird. Das anale Stadium ist also dasjenige der Dualität, der Wahl zwischen Vater und Mutter.

Der Name („nom") des Vaters ... das Nein („non") des Vaters

Der Vorname des Kindes steht dem Nachnamen, den es vom Vater erhält, gegenüber, wie Salome sagt - sie formen seine Persönlichkeit und den Unterschied anderen gegenüber. Wir unterscheiden uns durch den Widerspruch. Ansonsten kommt es zu Undifferenziertheit: wie in der biblischen Geschichte vom Turmbau zu Babel, wo zu Beginn alle den gleichen Namen tragen und die gleiche Sprache sprechen. Faschistische Diktatoren oder Kommunisten versuchen, eine Gesellschaft von „Robotern" zu erschaffen, menschlich undifferenzierte Klone mit einem einheitlichen Gedankengut. Man weiß, was in solchen unmenschlichen Systemen passiert; in diesen schweren Zeiten werden die Türme von Babel eines schönen Tages einstürzen. So sah man den Zusammenbruch des abscheulichen Nazisystems und einige Jahre später den inhumanen Stalinismus, die sich als kriminelle Unterfangenschaften offenbart haben.

In der Schulmedizin gibt es Menschen, die Ärzte gegen Computer austauschen möchten, damit diese für eine bestimmte Erkrankung unabhängig von Ort, Patient und Arzt das gleiche Rezept ausstellen. Das ist die böse Versuchung des Einheitsdenkens. Aber die Franzosen sind Individualisten und werden sich niemals in diese Formen pressen lassen, sondern den Eindringling immer wieder, wie Asterix, zurückschlagen.

Auf zellulärer Ebene bedeutet diese Indifferenzierung Krebs, eine Krankheit, die heutzutage 30% der Menschen betrifft. Es sind die Menschen, die niemals und nirgendwo ein wirkliches „Nein" aussprechen können und sich von Gedanken überfallen lassen, die nicht ihre eigenen sind. Auf homöopathischer Ebene sprechen wir dann von Hahnemanns zweitem Miasma, der Sykose

Carcinosinum ist ein Heilmittel für ein starkes karzinogenes Terrain, wie es bei Familien zugrunde liegt, in denen jedes Mitglied eines Tages an Krebs leidet. Es sind Menschen mit Geheimnissen, die wichtige Dinge verschweigen, um andere nicht zu irritieren. Sie verweigern die Opposition, den Konflikt, den Vorwurf und wenden all diese Energie gegen sich selbst. In Wahrheit fürchten diese Menschen den Bruch der Liebe, den ein Widerspruch mit sich bringen könnte. Sie möchten in der Fusion verweilen und präferieren somit die Indifferenzierung.
Auf homöopathischer Ebene erkennen wir diese Menschen an ihren Café au lait-Flecken der Haut, an bläulichen Konjunktiven, vielen Muttermalen, an ihrer

Empfindsamkeit für Musik sowie ihrem akribischen Geist und ihrer Starre. Auffallend ist außerdem ihre unbändige Liebe für Schokolade. Carcinosinum-Kinder machen keine Kinderkrankheiten wie Masern oder Keuchhusten durch, aber sie sind besonders anfällig für Grippe, wobei **Oscillococcinum** sehr gute Resultate hervorbringt. Diese Menschen haben oft viele Allergien und lassen sich desensibilisieren - sie lassen sich also „unempfindlich machen" und vergessen, dass wir geboren wurden, um zu fühlen.

Ambra grisea verweigert das Töpfchen und versteckt sich hinter Möbeln, wo er bis zur Nacht abwartet, um „Kaka" zu machen. Tatsächlich bleibt dieser Patient im oral-sadistischen Stadium stecken und flieht vor lächelnden Gesichtern, da er Angst hat, gefressen zu werden (wie wir zuvor gesehen haben, symbolisiert das Entblößen der Zähne im Tierreich und wie es bei unserem Lächeln geschieht, einen Akt der Aggressivität). Ambra glaubt, sein Stuhlgang und damit ein Teil von ihm selbst, wird ihm weggenommen und aufgefressen. Er kommt nicht so weit, seinen Stuhlgang wie eine fremde Substanz abzugeben. Folglich gelingt es ihm ebensowenig, sich von Negativem, womit ihn andere überschütten, zu befreien. Ambra ist beispielsweise der Sozialarbeiter, der schreckliche Geschichten hört und nicht weiß, wie er sich davor schützen kann. Es ist der Geschäftsmann, der von seinen Kunden vereinnahmt und förmlich aufgefressen wird. Es ist auch der erschöpfte Arzt, der sich nicht von seinen Patienten abnabeln kann. Der Schlüssel zu Ambra besteht im Verständnis der Notwendigkeit, ein gewisses Maß an Distanz zu Dingen zu wahren, die um uns herum geschehen. Negatives, Stinkendes oder Hässliches muss ohne Reue ausgeschieden werden. Bei dieser Herausforderung gibt es eigentlich nichts zu verlieren, sondern alles zu gewinnen: Wer verliert, gewinnt!

Ein mit dem *analen Stadium* verknüpftes Thema ist das Geld, wie uns die Psychoanalyse lehrt. Der Geizhals ist eine verstopfte Person, die ihr Geld hortet, so wie **Calcium fluoricum**, den man an seinen Varizen (Krampfadern) erkennt und dessen Zähne kariös und schlecht verwurzelt sind. Der Zusammenhang zwischen den Zähnen und Geld ist klar, zumal die Zahnfee den Kindern ein Geldstück als Ausgleich für einen ausgefallenen Zahn unters Kopfkissen legt. Wir ersetzen unser Fleisch („chair") mit dem, das teuer („cher") ist.

Zum Ende des Lebens hin handeln viele Menschen nach diesem Schema und ersetzen ihr schwaches Fleisch, indem sie sich mit materiellen Gütern umgeben. Das ist eine Versuchung, vor der uns Konfuzius warnte: *„Im dritten Abschnitt des Lebens möge man sich vor der Ansammlung von Gütern hüten!"*

Aurum metallicum ist das Heilmittel der Kinder, die das Gesetz des Vaters ablehnen. Es sind Draufgänger, vorwärts Strebende, die der Gefahr trotzen. Später versuchen sie, Gold und Geld anzuhäufen, um der Vater zu werden (Gott), der diese Vorzüge um sich herum verteilt, wie die Sonne ihre Strahlen. In Wirklichkeit will **Aurum** nur nach seinem eigenen Gesetz leben.

Acidum nitricum wendet das Gesetz zwanghaft und rigide an: „Dura lex, sed lex". Acidum nitricum kennt kein Pardon für Zuwiderhandlungen. Gerade aber die Dimension der Vergebung ist eine essentielle Dimension, die der Mensch integrieren muss, damit die Konflikte auf Erden eines Tages aufhören. Irren ist menschlich - natürlich, denn wir Menschen sind es ja, die die Irrtümer begehen. Lediglich das Bewahren des Irrtums ist teuflisch, nachdem man erkannte, dass man irrte. Christus sagt, man müsse 7 x 77 Mal vergeben! Die Belohnung ist der Zugang zu einer höheren energetischen Ebene.

Wer die Wahrheit kennt, kann nicht mehr betrügen und lügen.

Die Besonderheit von **Veratrum album** ist der Versuch, sich durch Lügen aus allen Affären zu ziehen, ohne zu bemerken, dass er sich dadurch mehr und mehr von der Realität entfernt (hier gibt es wieder einen phonetischen Zusammenhang zwischen „je m´en tire" ich komme davon und „je mentir" ich lüge). Das tiefsitzende Problem von Vertatrum ist die Angst, seine soziale Position zu verlieren, was bei einem Kind zum Beispiel die fusionelle Beziehung zu seiner Mutter sein kann, sobald ein zweites Kind in die Familie eintritt.

Ein typisches Szenario ist das vierjährige Mädchen, das sich zurückentwickelt, während die Mutter mit ihrem Brüderchen schwanger ist. Es wird autoritär, erbricht, wenn man es verärgert, saugt weiterhin am Daumen, oder verlangt nach Fläschchen und Schnuller. Das Mädchen erfindet ohne Unterlass haufenweise Geschichten von Prinzessinnen und erzählt den Nachbarn sogar, dass es von den Eltern geschlagen wird.

Wir haben schon gesehen, dass sich **Staphysagria** in ein sodomasochistisches Verhältnis begibt, wobei der masochistische Anteil überwiegt. Die Eltern berichten, dass ihr Kind regelrecht nach der „Prügelstrafe" verlangt. Staphysagria sucht den Beweis für Aufmerksamkeit und Liebe im Konflikt, der Bestrafung, der Kasteiung, der Scham. Besteht das Risiko des Widerspruchs, des „Nein" nicht darin, den anderen zu verletzen und im Gegenzug eine Verletzung zu erwarten? Das ist der Teufelskreis, dessen Höhepunkt sich bis hin zum schweren Kindesmissbrauch steigern kann.

Im *analen Stadium* geht es darum, die Sphinkter (Schließmuskeln) zu kontrollieren und damit um die globale Kontrolle von Situationen. Es repräsentiert den Fortschritt zur Selbstdisziplin und zur Sauberkeit, weg von Schmutz, Unordnung und Anarchie.

Sulfur verweigert es, sich zu waschen und liebt es, schmutzig zu sein. Bei der ersten Gelegenheit wälzt sich das Kind im Schlamm. Sulfur möchte nichts lernen, den anderen niemals zuhören, so sicher ist er, dass er in sich selbst die reine Wahrheit hat. Später werden es anarchistische Erwachsene sein, die man an einer Weste mit Flecken der letzten Mahlzeit oder an „Trauerrändern" unter den Fingernägeln erkennt.

Aloe verweigert die Kontrolle der Sphinkter und verbleibt im oralen Stadium. Wenn man wächst, wird man irgendwann sterben - wie Aloe, bei der die Blume und deren Blüte den Tod der Pflanze bedeutet. Aloe-Kinder wollen nicht lernen, sich zu zivilisieren und beschmutzen ihre Unterhose.

Natrium carbonicum ist ein hochsensibler Mensch, der nach Harmonie sucht. Verwundet von einer unharmonischen Situation, beschmutzt er seine Unterhose, wie Aloe. Man erkennt diesen Patienten an seiner Begabung für Musik, vor allem am Klavier. Er hat eine Abneigung gegen Honig, den er nicht verträgt (schon als Kind nicht). Natrium carbonicum wird aus Bicarbonat hergestellt, welches einen Säureüberschuss, das Negative ausbalanciert.

Medorrhinum möchte die Zeit kontrollieren, wissen, was morgen passieren wird. Dieser Patient sorgt sich ständig um die Zukunft. Er wird von seinem Erythem am Po, seiner besonderen Schlafposition (genupectoral), seiner Onychophagie und seinem Astigmatismus verraten.

Sepia putzt rigide, in der Hoffnung vom Vater, vom Prinzen, beachtet zu werden.

Sepia-Kinder erkranken schwer an Windpocken, die eine erhebliche Immundepression hinterlassen, sodass es zu einer Anfälligkeit für Harnwegsinfektionen mit Kalibakterien kommt (**Tuberculinum**).

An dieser Stelle möchte ich erwähnen, dass *Windpocken* eine typische Erkrankung des analen Stadiums sind. In der akuten Phase helfen die folgenden Heilmittel am häufigsten: **Rhus toxicodendron** und **Mezereum**, vor allem im Stadium der Krustenbildung, was Juckreiz verursacht. Wenn es zu Pickeln um den Mund kommt, ist **Mercurius solubilis** angezeigt, das Besserung bringt; ist die Erkrankung mit Husten verbunden, hilft **Antimonium crudum**.

Der Eintritt in das *phallische Stadium* steht für das Ende der analen Phase. Das Kind hört auf, sich für seine Ausscheidungen zu interessieren, und richtet all seine Aufmerksamkeit auf das Geschlecht - den Penis oder die Klitoris. Das Kind stellt sich genussvoll zur Schau, läuft beispielsweise nach dem Bad nackt durch die Wohnung, unter den belustigten Blicken der elterlichen Freunde, die gerade zu Besuch sind. Die Schlüsselarznei für diesen Zustand ist **Hyoscyamus**. Es kommt oft zu einer verknüpften Eifersucht, wie bei dem kleinen Jungen, der seinen Vater oder älteren Bruder um den großen Penis beneidet. Einige exhibitionistische Erwachsene sind in diesem Stadium tatsächlich stecken geblieben.

Es ist auch das Stadium, in dem der kleine Junge immer sein Schwert oder seinen Revolver mit sich trägt und dieses / diesen auf andere Menschen richtet. **Ferrum metallicum** ist ein besonderer Liebhaber von Schwertkämpfen, wobei man „das Eisen kreuzt".

16. Das Kind zwischen drei und sieben Jahren - Lyse

Eines Tages wird unser Kind die besondere Beziehung zwischen seiner Mutter und seinem Vater erkennen - vor allem, wenn sich daraus greifbare Konsequenzen wie die Geburt eines Geschwisterchens ergeben. Die resultierende Eiversucht des Kindes hat Freud über die Ödipus-Legende erklärt. In diesem griechischen Mythos hatten die Orakel bei der Geburt von Ödipus vorhergesagt, dass er den Vater töten und seine Mutter heiraten wird. Daher hatte der Vater sofort damit begonnen, das Kind los zu werden, doch vergeblich, da die Prophezeiung des Orakels schließlich erfüllt wurde.

Der erste Akt der ödipalen Phase ist also die Eifersucht des Vaters, der versucht, das Kind zu töten. Mary Balmary zeigt uns, wie in der biblischen Geschichte der alte Abraham seinen Sohn Isaak aus den Armen der Mutter reißt, um ihn in den Bergen Gott wie ein Lamm zu opfern. Gott gebietet ihm Einhalt und fordert ihn auf, einen Ziegenbock anstatt des Kindes zu opfern. Der Tod des Ziegenbocks, Vater des Lamms, symbolisiert den Tod des Vaters. Durch diese Tat ist Isaak von Vater und Mutter befreit, sodass er seine eigene Identität finden und sagen kann: „Ich bin".

Viele Väter verspüren während der Schwangerschaft Eifersucht, weil die Frau mit dem Kind, das sie austrägt, eine verschmelzende und damit exklusive Beziehung eingeht. Manche Väter erholen sich von dieser Erfahrung nicht, sie sehnen sich nach Liebe und gehen mit der nächstbesten, netten Frau. Wir finden uns im Szenario der jungen Single-Mutter wieder. Sie wurde vom Ehemann verlassen, der seinen Platz entweder nicht zurück erobern wollte oder es schlichtweg nicht schaffte. So habe ich schon Mütter mit mehreren Kindern von verschiedenen Vätern gesehen, die immer bei der jeweiligen Schwangerschaft „verschwanden". In anderen Fällen drängen die Väter ihre Frauen zu einer Abtreibung, weil sie die Geburt des Kindes nicht ertragen können.

Wenn der Vater aber bleibt und es schafft, seinen Platz im Herzen und im Bett seiner Frau wieder zu gewinnen, beendet dieser Prozess, ab dem 18. Lebensmonat des Kindes, allmählich die verschmelzende Beziehung zwischen Mutter und Kind. Das Kind ist sehr empfindsam für den Bruch dieser Bindung und begibt sich in eine Phase der extremen Eifersucht. Es steht jede Nacht auf, um an das Bett von Mama und Papa zu gehen und sich zwischen beide zu legen. Im zweiten Schritt versucht es dann den Vater, der es satt hat, schlaflose Nächte zu verbringen und am nächsten Tag erschöpft in der Arbeit zu erscheinen, los zu werden. Der Vater verlässt das Ehebett und schläft im Bett des Kindes, welches wiederum die Nacht im Bett der Mutter verbringt: der *Ödipuskomplex* ist vollendet.

In anderen Fällen profitiert das Kind von familiären Umständen, beispielsweise, wenn der Vater mehrere Tage auf Dienstreise geht, oder aber in den Ferien, wenn alle im gleichen Schlafzimmer schlafen. Manche Mütter sind natürlich selbstgefällig, denn die verschmelzende Liebe ist reich und die Versuchung ist groß, in diese wieder einzutauchen.
Der mögliche Bruch dieser fusionellen Bindung kann für das Kind derart intolerabel

sein, dass es in eine tiefe Depression fällt. Diese Depression kann sich in physischen Erkrankungen manifestieren, die sich häufig auf der linken Körperseite zeigen: Ohrenentzündung links, Mastoiditis links, Lungenentzündung links. Das Kind legt sein Leben in die Waagschale und dieses Spiel ist extrem gefährlich. In den Ländern der dritten Welt, wo es keine Antibiotika gibt, spricht man davon, dass das Kind „zurück geht". Als ich im gabunesischen Busch als Arzt arbeitete, sagten mir die Familienmitglieder meiner kleinen Patienten oft: „Herr Doktor, wenn das Kind zurück gehen will, müssen wir es gehen lassen".

Bei den Naturvölkern bleibt das Baby bis zum 18. Monat an der Brust der Mutter, danach wird es abrupt von seinem neugeborenen Geschwisterchen abgelöst. Einmal „auf der Erde", muss das Kind allein Maniok und Kochbanane essen. Im analen Stadium ist eine ordentliche Diarrhöe „die Gelegenheit", um wieder „zurück zu gehen", oder eine linksseitige Mastoiditis im ödipalen Stadium.

In der Homöopathie ist **Lachesis**, gewonnen aus dem Gift des Buschmeisters, das zentrale Heilmittel dieser Phase. Kent lehrt uns, dass jeder Mensch eines Tages diese Arznei benötigen wird, da sie uns dazu befähigt, das Gift in unseren Herzen los zu werden. Das Herz des Menschen ist im Hinblick auf Charakter und Verlangen wie eine Schlange. In Wirklichkeit rühren wir damit an ein kollektives Unterbewusstsein der Menschheit.

Das **Lachesis**-Kind trägt Mordimpulse in sich. Da es den Vater nicht töten kann, nimmt es Rache an Tieren und anderen Kindern, die es angreift. Sind dessen Eltern anwesend, macht das Kind diese mit einer unaufhörlichen Redseligkeit förmlich betrunken, um sein Wort durchzusetzen. Dieses Kind kann sich nicht damit abfinden, dass die Aufmerksamkeit nicht ausschließlich auf es selbst gerichtet ist und so macht es beispielsweise die schlimmsten Dummheiten, wenn die Mutter telefoniert, bis sie schließlich das Gespräch mit der anderen Person unterbricht.

Tuer le père, den Vater töten. *Tu hais le père*, du hasst den Vater. *Tu es le père*, du bist der Vater. Der Schlüssel ist die Identifikation mit dem Vater. Das Kind muss Schritt für Schritt auf die Gewalt verzichten, um die anderen zu lieben.

Tuer l'époux, den Ehemann töten. Es kommt oft während dieser Phase - die der Zeit im Kindergarten entspricht - vor, dass das Kind an Kopfparasiten leidet - Läuse, die getötet werden müssen. Auch hier zeigt sich **Lachesis** als Hilfe.

Cindy reißt sich seit der Geburt ihres kleinen Bruders die Haare aus, bis sogar eine große kahle Stelle am Kopf entsteht. **Lachesis** *konnte alles schnell in Ordnung bringen.*

Stephan verbringt alle Nächte, in denen der Vater das Haus verlässt, im Bett seiner Mutter. Der Vater ist Feuerwehrmann und bekämpft das Feuer mit „seiner großen Lanze". Als er von seiner Mission zurückkehrt, wird Stephan krank. Dadurch lässt die Mutter ihren Sohn bereitwillig in ihr Bett zurückkehren. Dieses „Spiel" setzt sich so lange fort, bis Stephan an einer starken Blutung der linken Mandel leidet, was eine notfallmäßige Krankenhauseinweisung nötig macht.

Der Vater ist sozusagen der Botschafter der Gesellschaft. Denn dank des Vaters verlässt das Kind den **Ödipuskomplex**, in dem es auf die fusionelle Liebe verzichtet und entwickelt sich in Richtung Akzeptanz von und Liebe zu anderen.

In diesem Alter verändern sich außerdem die Zähne des Kindes. Die Milchzähne beginnen auszufallen und es entwickeln sich die bleibenden Zähne. Dies ist auch die Zeit, in der uns die Zahnfee als Ersatz für unseren Zahn ein Geldstück bringt, wie wir bereits zuvor gesehen haben. Zum ersten Mal wird ein Stück von uns selbst weggenommen und wir erhalten anstatt dessen ein materielles Gut. Wir müssen vermeiden, diesem materialistischen Teufelskreis zu verfallen, der uns später, im Alter, zum Anhäufen von materiellen Dingen führen wird. In Frankreich ist es nicht die Zahnfee, sondern die kleine Maus, die den Kindern das Geldstück unters Kopfkissen legt. Im französischen Wort „souris" für Maus findet sich ein weiteres Wortspiel mit dem französischen Wort „sourir" für lächeln: das Lachen der Seele, also der Liebe, des Geists, der Leichtigkeit, soll uns begleiten, wenn wir etwas verlieren. Auch hier zeigt uns die Homöopathie erneut den Weg. Im Prozess ihrer Herstellung verlieren die homöopathischen Heilmittel sukzessive ihre materiellen Teile und werden mehr und mehr reich an Energie.

Diese ständig wachsende Fähigkeit, andere zu lieben, entspricht der dritten Dimension der Liebe. Wir sagen nicht mehr „Ich" oder „Du", wir sagen „Sie". Dieser Zugang zum Göttlichen führt den ersten mystischen Satz ein, der von Religiösen verwendet wird, um die Erziehung des Kindes zu beginnen. Es stellen sich existentielle Fragen. Was passiert mit uns, wenn wir sterben? Gibt es etwas vor und nach dem Erdenleben?

Iodum verweigert den Zugang zu dieser Kontemplation und flüchtet sich in Taten wie Kain, der ständig arbeitete und schließlich seinen Bruder Abel aus Eifersucht tötete. Abel, ein Schäfer, der sich Zeit für die Kontemplation nahm, spürte, dass er Gott mehr liebte! **Iodum** ist ein großes Heilmittel bei seröser Mittelohrentzündung, die oft in dieser Phase des Lebens auftritt. Das Kind hört alles durch die Flüssigkeit, die sich hinter dem Trommelfell angesammelt hat, so als wäre es noch immer im Mutterleib, umgeben von Fruchtwasser.

Cenchris contortrix ist ein morbid neugieriges Kind, das auf der Lauer liegt, bis es seine Eltern dabei überrascht, wie sie „Liebe machen". Von diesem Erlebnis, dem Zugang zur primitiven Urszene, erholt sich das Kind nicht. Es wird eifersüchtig und bösartig, es wird zum Raufbold, was die Einschulung gefährdet. Später werden es Erwachsene, die sich mit Vorliebe mit Pornofilmen befriedigen.

Vipera gibt nicht auf, er akzeptiert es nicht zu verlieren. Doch was lebt, verliert. Wie Arsenicum album sammelt der Patient alles.

Castoreum träumt davon, den Vater zu töten. Es ist ein gutes Heilmittel bei Phimose, und kann den Weg zum Chirurgen erübrigen. Eine Operation an dieser Stelle lässt oft eine Angst vor Kastration entstehen.

Diese Mordimpulse, die Destruktion, werden von dem repräsentiert, was Hahnemann das dritte Miasma, das *syphillitische Miasma*, nannte. Eine Krankheit, bei der Gewebe zerstört werden und Anarchie regiert.

Scharlach ist eine Kinderkrankheit, die oft mit dem Durchgang der ödipalen Phase verbunden ist. Bei dieser Krankheit kann es zu einer gefährlichen Entzündung von Nieren und Herz kommen (**Aurum, Sulfur, Phosphorus, Lachesis**).

Wenn man auf Gewalt und das Gift der Eifersucht verzichtet und den anderen liebt, kann man Wohlstand erschaffen und ernten: „Wenn man liebt, erntet man."

17. Das Kind von sieben Jahren bis zur Pubertät - Stadium der Latenz

Schließlich verzichtet unser Kind, um das siebte Lebensjahr, dem Alter der „Vernunft", auf das Band zur Mutter und die Ächtung des Vaters. Wie Schneewittchen verlässt es das Schloss, um mit den sieben Zwergen - den anderen Kindern - zu leben und wartet so bis zur Pubertät ab. Alles was das Kind jetzt noch tun muss, ist seine gröbsten Fehler zu korrigieren und das intellektuelle Wissen zu erwerben, das ihm die Grundschule bietet. Während dieses Lebensabschnitts kommt es zu wenigen Konflikten und daher zu wenigen Krankheiten.

Taraxacum ist der Schüler, der nie etwas tut, es sei denn, man steht ständig hinter ihm, um ihn anzutreiben. Das Einsetzen der Bewegung stellt das Problem für diesen Patienten dar. Freiwillig wird Taraxacum gar nichts machen, oder höchstens den ganzen Tag mit seinen Freunden spielen. Ein Detail entlarvt ihn: Der Patient hat eine Landkartenzunge, die auf ein zugrunde liegendes Leberproblem verweist. Tatsächlich glaubt **Taraxacum** nicht daran, dass Arbeit ihm etwas brächte. Ist es den Aufwand wert?!

Calcium phosphoricum ist ein weiteres gutes Heilmittel für diese Lebensphase. Das Kind wächst zu schnell, es ist erschöpft, magert ab und ist demineralisiert. In der Schule ist es müde und leidet an Kopfschmerzen. Dieses Kind bevorzugt das intuitive Wissen. Man erkennt Calcium phosphoricum an seinen vergrößerten Rachenmandeln (Polypen), an seiner Kitzligkeit, die eine körperliche Untersuchung fast unmöglich macht und am Hunger gegen 17 Uhr. Nachdem das Kind zwei oder drei Schinkensandwiches verschlungen hat, schläft es erschöpft bis zum nächsten Morgen ein. Calcium phosphoricum kann keine Form der Ungerechtigkeit ertragen.

Plumbum erträgt keine Einschränkungen, insbesondere die der Schule, die er als Belastung empfindet. Dieses Kind möchte die Schule schwänzen, die Natur beobachten, träumen und spielen. Plumbum sieht die Notwendigkeit des Lernens nicht.

Silicea wird, trotz eines scharfen, brillanten Verstands, von einem Auftritt in der Öffentlichkeit terrorisiert und es versteckt sich in seiner Eierschale, nimmt an

Unterrichtsaktivitäten nicht teil. Eine ständig verstopften Nase, ungesunde und eiternde Haut, sowie faulig riechender Fußschweiß verraten das Silicea-Kind.

Barium carbonicum versteht alles, aber zu langsam. Er kann nicht mithalten und schämt sich dafür. Seine kleinen Kameraden verspotten ihn. In der Schule ist Mathe sein schlechtestes Fach. Eine Gabe Barium carbonicum CH15 ermöglicht es diesen Kindern oft, aufzuholen und ein akzeptables Niveau zu erreichen.

Acidum fluoricum ist zu instabil, um einen Schultag sinnvoll zu überstehen. Der Geist des Kindes ist schmetterlingshaft, voller Kreativität und Tagträume. Weil Acidum fluoricum zu schnell denkt, kann es nicht schreiben und füllt seine Texte mit orthographischen Fehlern. Ein besonderes Symptom verrät ihn: Seine Fingernägel wachsen zu schnell und man könnte sie ständig schneiden.

Bettnässen

Die Enuresis, auch Bettnässen genannt, kann die soziale Entwicklung des Kindes behindern, wenn es sich nicht traut, bei seinen Freunden zu schlafen, oder mit seinen Kameraden beispielsweise ins Skilager zu fahren.

Wie im Tierreich wird mit dem Urin das eigene Terrain markiert. Der Grund für diese Behinderung muss oft in diesem Themengebiet gesucht werden. Es gibt zahlreiche homöopathische Arzneien für dieses Problem. Hier einige Beispiele:

Kreosotum und **Belladonna** haben einen so tiefen Schlaf, in dem sie sich komplett entspannen.

Sepia beschmutzt sich im ersten Schlaf, wohingegen es den ganzen Tag über aufräumt und den Haushalt macht, um Ordnung und Sauberkeit aufrecht zu erhalten.

Capsicum hat sich nie ganz von einem Umzug erholt.

Kalium bichromicum versucht, sein Territorium abzugrenzen, wie ein Tier, das mit Urin markiert, sobald es einen neuen Ort betritt.

Lac caninum ist ein Heilmittel bei sehr lang anhaltender Enuresis (bis hin zum Jugendalter). Der Patient ist davon überzeugt nichts wert zu sein und nie etwas zu erreichen.

18. Die Pubertät von elf bis 18 Jahren

War die Pubertät früher eine eher kurze Phase im Leben, dehnt sie sich in unserer post-industriellen Welt übermäßig aus. Das Ziel ist eine neue Geburt: als Erwachsener geboren werden, seine Identität realisierend.

Die eigene Identität realisieren

Cannabis indica schafft es nicht, sich seiner eigene Identität gewahr zu werden. Wenn er das Kokon seiner Familie verlässt, begibt sich Cannabis in eine andere fusionelle Bindung - er schließt sich beispielsweise einer Gruppe von Jugendlichen mit uniformen Regeln an: einheitliche Kleidung (Turnschuhe, Jeans, vorzugsweise schwarze T-Shirts, die Farbe des Egos), einheitliches Gedankengut und Interessen. Der Marihuana Joint symbolisiert die unbewusste Suche nach dem einen Heilmittel, das jeden aus dieser Gruppe dazu befähigen würde, die eigene Individualität zu entwickeln und in die nächste Phase, die Beziehung zwischen Mädchen und Junge, fortzuschreiten. Unglücklicherweise ist es nur die homöopathische Dosis, die Cannabis effektiv wirksam macht. Die ponderale Dosis bewirkt den gegenteiligen Effekt, die Destrukturierung mit der Angst vor dem Ertrinken, die Rückkehr zur fusionellen Liebe wie bei Mutter und Kind. Außerdem beherbergt sie das Risiko, eine Psychose spontan, oder nach dem Übergang zu harten Drogen, zu entwickeln. Der Effekt von Haschisch ist wie ein Axthieb, der das Über-Ich vom Es des Unterbewusstseins trennt. Dieses Über-Ich oder Super-Ego repräsentiert die Grenzen, die Verbote und Barrieren, die sich in der analen und ödipalen Phase aufbauen, während das Es unseren instinktiven, animalischen Impulsen entspricht. Wenn das Super-Ego darin versagt, die tiefen Impulse zu kontrollieren, gibt es keine Grenzen mehr - Autodiebstähle, Rodeo, Gruppenvergewaltigung - sprichwörtlich „geht alles" und es gibt keine Leitplanken mehr.

Harte Drogen repräsentieren einen Versuch, die spirituelle Dimension in eine Gesellschaft zu integrieren, die nichts mehr zu bieten hat. In Gabun markiert bei den Mitsogo ein Initiationsritual den Eintritt in die Pubertät. Dabei wird nach der Beschneidung „iboga", eine halluzinogene Substanz getrunken, was die Jugendlichen dazu befähigt, die Wirklichkeit der Seele und des Körpers in einem mystischen Prozess wahrzunehmen. In diesem Moment gibt die Gesellschaft dem jungen Erwachsenen seinen Namen.

In der heutigen Zeit enthalten die Dealer (*„dit leurre"* = Lockvogel) ihren Kunden vor, dass die Scheinerfahrung des flüchtigen Paradieses von der Hölle aus Schmerzen und Ängsten abgelöst wird. Das damit gemachte „schmutzige Geld" ist ein Symbol für das anale Stadium, aus welchem sich diese Individuen nie heraus entwickelt haben.

Ganze Länder sind zu willigen Komplizen des Drogenhandels geworden, indem durch Anonymität und Steuerparadiese die großen Geldsummen, die auf Kosten unserer jungen Menschen gewonnen wurden, gewaschen werden können.

Als Teenager muss jeder von uns die Entwicklungsstadien der Kindheit noch einmal durchleben:
Das Wiedererleben des *oralen Stadiums* birgt zunächst die Möglichkeit von Anorexie oder Bulimie. Das Kind mit Anorexie isst nichts mehr, um der Entwicklung seiner Sexualmerkmale zu entkommen, zumal die inzestuösen Impulse der Kindheit nicht klar gelöst wurden. Die Tochter magert beispielsweise ab, die Regelblutung bleibt aus oder tritt erst gar nicht ein und der Busen entwickelt sich nicht. So kann sie für den Vater nicht mehr das Objekt der Anziehung sein und kehrt wieder zur fusionellen Liebe mit der Mutter zurück.

Tarentula leidet sehr früh an einer zu sehr liebenden Mutter, die das Kind in ein enges Netz, wie ein Spinnennetz, einbindet. Das Kind beginnt sich mit hektischen Tänzen und Bewegungen oder mit so geringer Nahrungsaufnahme, die das Leben gefährdet, aus diesem Netz herauszuwinden.

Antimonium crudum leidet an Bulimie. Damit will es den verborgenen Kummer, den Verlust der fusionellen Liebe von Mutter und Kind vergessen. Der Patient ist sehr romantisch und bricht bei Vollmond zusammen.

Das *anale Stadium* zeigt sich durch die Rückkehr von Obsessionen wie zum Beispiel beim Thema Kleidung. Das Kind ist besessen von seiner Erscheinung, steht ständig vor dem Spiegel, oder schließt sich beispielsweise stundenlang im Badezimmer ein.

Platinum verwechselt Sein und Schein. Diese Patienten können an zwei kleinen physischen Symptomen erkannt werden: zum einen verschleiert sich ihr Blick, wenn sie in helles Licht oder auf glänzende Objekte schauen und zum anderen kommen die Patienten schnell außer Atem, sobald sie schneller gehen oder laufen (**Digitalis**). Platinum ist regelrecht vom Show-biz und Celebreties vereinnahmt. Er träumt davon selbst eines Tages ein Star zu werden. Im Herbst, wenn sich die Intensität des Lichts (wenn sich der Luxus) verringert, kommt es zur Depression. Um sich aufzuheitern, muss Platinum ein Vermögen für „en vogue" Markenkleidung ausgeben. Es kann auch vorkommen, dass Platinum seine Eltern als miserabel erachtet und denkt, adoptiert worden zu sein: „Es ist unmöglich, dass ich von so bescheidenen Menschen abstamme!"

Sulfur wäscht sich nicht und besprüht die Wände seiner Stadt mit obszönem oder schmutzigem Graffiti.

In entgegengesetzter Geisteshaltung zu **Platinum** trägt **Sulfur** nur alte, geflickte Jeans sowie schmutzige und zerschlissene Hemden. Seine Eltern sind die „Idioten", die nie auch nur irgendetwas verstehen. Im Übrigen ist die Gesellschaft verdorben, ebenso wie seine Lehrer, die nicht in der Lage sind, Sulfurs Genie, seinen wahren Wert zu evaluieren. Wenn sich Sulfur dem Lesen widmet, dann wählt er schwarze, gewalttätige Bücher, in denen der Leser der Held ist, der höllische Situationen durchlebt.

Das *Syphilitische Miasma* mit seinen destruktiven Impulsen führt unseren Jugendlichen zu einer Gruppe von Revolutionären, die Gewalttaten verüben können.

Scorpio australis ist das Heilmittel bei einem krankhaften Wunsch, alles mit Gewalt zu zerbrechen, zu töten und zu zerstören.

Hepar sulfuris will die Welt in Brand setzen, um sie zu reinigen und eine neue Welt wieder aufzubauen. „Heute Abend werden wir euch einheizen!"

Palladium ist ein stolzer Jugendlicher, der durch seinen Intellekt und nicht durch seinen Körper brillieren will. Die Mädchen leiden an Ovarialschmerzen, die durch Druck gebessert werden.

Ein schlecht gelöster *Ödipuskomplex* kann unseren Jugendlichen in die Homosexualität führen. Es handelt sich beispielsweise um den Jungen, der von der Mutter losgelöst ist, vom Vater geliebt werden will und diesen Kontakt in einem anderen Mann sucht.

Der **„Don Juan"** schwelgt in unkontrollierter Sexualität. Er ist süchtig nach einem ständigen „sich Verlieben", was seinem Ego schmeichelt, doch verliert er das Interesse, sobald die Frau erobert ist. In Wirklichkeit sucht diese Person ständig nach Verschmelzung, aber findet diese nie, da die einzige ideale Frau seine Mutter war.

Die Paarbildung

Sobald sich der Teenager verliebt hat und mit seinem Gegenüber eine Paarbeziehung eingeht, drückt sich der innere Konflikt zwischen dem „Ich" und dem „Wir" (die erste und zweite Dimension der Liebe) durch Probleme mit dem Knie aus.

Iodum reißt sich das Kreuzband des Knies. Der Patient, der sonst so aktiv und arbeitsam ist und sich nicht eine Minute zur Kontemplation still halten kann, ist nun ans Bett gefesselt und wird so zu sagen zur Reflexion gezwungen.

Medorrhinum hat chronische Knieleiden. Er schläft auf dem Bauch oder sogar regelrecht auf den Knien, ähnlich der Gebetshaltung der Muslime. Dieser Patient lebt in ständiger Antizipation. Sogar beim Eingehen einer Beziehung sieht er bereits deren Ende voraus und plant schon die nächste. Medorrhinum hat zahlreiche Partner und eines Tages erkrankt er an Gonorrhö.

Kehren wir zurück zu **Antimonium crudum**, der liebt, ohne geliebt zu werden. Dieser Patient verfällt vor allem um den Vollmond herum in eine traumerische Melancholie. Der Mond symbolisiert die mütterliche fusionelle Liebe, um die Antimonium crudum trauert. In seinen Beziehungen sucht er nach Verschmelzung, was seine Partner, die förmlich fliehen, beängstigt. Am Tag tobt sich dieser Patient beim Essen mit Schlemmen und Genießen aus.

Ignatia möchte in ständigem Kontakt mit der geliebten Person sein. Wir haben gesehen, dass es sich um die Bohne des Heiligen Ignaz handelt, dessen Liebe zu Zeiten der Renaissance für Gott, mit dem er in ständiger Gemeinschaft sein wollte, entflammte. Die geringste Trennung führt zum Seufzen, Schmachten und zur Somatisierung (Gefühl, einen Kloß im Hals zu haben, Angina, Spasmen, Tics, etc.) In sich gekehrt, bringt der Patient nach außen hin nichts zum Ausdruck, allerdings analysiert er sich ständig durch ein inneres Grübeln selbst, was ihn von den anderen abschneidet.

Der Geschlechtsverkehr

Die meisten Jugendlichen der westlichen Gesellschaft machen ihre ersten sexuellen Erfahrungen im Alter von etwa 17 Jahren. Bei Jungen sind die Bedingungen anders, da sie oft weniger emotional an die Handlung gebunden sind als Mädchen. In beiden Fällen wird ein großer Teil ihrer Energie auf die Sexualität mit ihren beiden Polen, Genuss und Reproduktion, gerichtet.

Es ist wichtig, sich einerseits um das Problem der sexuell übertragbaren Krankheiten wie AIDS (Kondom) und andererseits um die Empfängnisverhütung zu kümmern. Eine ungewollte Schwangerschaft in einem Alter, in dem Jugendliche unserer Gesellschaft nicht eigenständig sind, sollte verhindert werden. All das erfordert eine gewisse psychische Reife. Ein Schwangerschaftsabbruch hinterlässt immer Spuren, die den weiteren Entwicklungsprozess belasten werden.

Conium maculatum denkt nur noch an Sex und vernachlässigt die Schule. Der Jugendliche muss verstehen, dass sich die Energie entweder in den oberen Bereichen befindet, um den Intellekt zu versorgen, oder in den unteren Bereich zu Gunsten der Sexualität - dabei gibt es eine bestimmte Zeit für alles. Bei Conium führt sexuelle Frustration zu heftigen Akneschüben.

Acidum fluoricum hat unvernünftig viele Sexualpartner und investiert niemals in Emotionen. Er will körperliche Liebe, aber ohne die Verantwortung, die sie mit sich bringt.

Pulsatilla hat Angst vor Männern und vermeidet jede Möglichkeit eines sexuellen Kontakts. Paradoxerweise träumt Pulsatilla nachts von nackten Männern.

Cyclamen zieht sich in sich selbst zurück, verbringt viele Stunden mit dem Hören von CDs in seinem halbdunklen Zimmer. Cyclamen geht nie aus und trägt schwarze T-Shirts mit makabrem Design. Dieser Mensch möchte seinen reinen Geist bewahren und will nicht die notwendigen Zugeständnisse machen, um mit anderen Menschen in Kontakt zu kommen. Das schulische Niveau sinkt ab.

Melilotus denkt, das einzig perfekte Wesen zu sein, umgeben von schlechten Menschen, mit denen es keine Beziehung pflegen möchte.

Cereus bonplandii knüpft fusionelle Beziehungen mit perversen Personen, die ihn dazu bringen, Untaten zu begehen. Der Patient fühlt sich, als stünde er „unter einem Einfluss"; er möchte exorziert werden.

Scorpio möchte alle kaltblütig töten: er beteiligt sich an terroristischen Aktionen.

Mancinella wird zum „gothic" und zeigt eine übersteigerte Sexualität. Es ist die von Faust bekannte Verlockung: „dem Teufel gehorchen und allmächtig werden."

Das Arbeitsleben

Der Zugang zum Arbeitsleben wird über die künftige gesellschaftliche Position des Jugendlichen entscheiden. Die Auswahl wird immer härter und der Jugendliche muss eines Tages aufwachen und sich richtig „ins Zeug legen". Das ist aber nur dann möglich, wenn er wirklich seinen eigenen Weg folgt.

Anacardium kann sich einfach nicht entscheiden, daher ist es für diese Menschen sehr schwer, sich auf einen bestimmten Weg zu begeben.

Barium carbonicum wird von seiner schamhaften Schüchternheit verschlungen, was all sein Handeln paralysiert. Seine intellektuellen Fähigkeiten sind verlangsamt, besonders im Bereich der Mathematik, mit Noten, die weit unter der Erfolgsquote liegen.

Wie wir gesehen haben, bereitet für **Taraxacum** der Beginn einer Bewegung Probleme: „Die Hauptsache ist, sich darauf einzulassen". Der Patient wäre glücklich, wenn er den ganzen Tag damit verbringen könnte, mit seinen Freunden im Café Karten zu spielen.

Sulfur sieht keinen Sinn darin, sich anzustrengen, weil er das Gefühl hat, bereits alles zu wissen. Wir erkennen Sulfur an seinem schäbigen Aussehen. Er ist schlecht gewaschen und rasiert, unternimmt aber große Diskurse in die Philosophie, was zu nichts Solidem führt.

Aethusa cynapium ist sofort vom Lehrstoff „vollgestopft" und kann nichts mehr in sich aufnehmen.

Kalium phosphoricum möchte alleine arbeiten, ohne Hilfe. Er ist mental erschöpft.

Gelsemium schafft es nicht, sich der Examenssituation, bei der er in ein tiefes Loch fällt, zu stellen. Er hat das ganze Jahr über mit Lernen verbracht, doch nun kann er sich an nichts mehr erinnern; diese Menschen werden gelähmt von der Angst, einen Fehler zu machen, der alles gefährden wird.

Ignatia denkt zu sehr an seine emotionalen Probleme, seine verlorene Liebe, um sich wirklich dem Lernen zu widmen. Der Tag des Examens bringt die Panik, den Kloß im Hals, und Ignatia beginnt zu weinen.

Silicea fürchtet sich vor dem mündlichen Examen. Der Gedanke daran, in der Öffentlichkeit aufzutreten, terrorisiert ihn. Sobald aber die erste Minute um ist, brilliert Silicea dennoch. Man erkennt ihn an seinem profusen Schweiß an den Händen und vor allem an den Füßen, was ihn zu einem gefürchteten Zimmerkameraden macht. Außerdem leidet der Patient an starker Akne. Die Haut ist ungesund und eitert gern.

Kalium bromatum leidet ebenfalls an Akne. Diese Menschen wollen nicht arbeiten und ziehen es vor, ihr Leben mit Stehlen und Betrügen zu bestreiten. Seine Sprache ist unsicher, es kann sogar zum Stottern kommen. Nachts begleiten ihn Albträume.

Carbo vegetabilis kann die „Schwelle" nicht überschreiten. Diese Menschen sind in der Öffentlichkeit sehr nervös. Der Patient flüchtet sich in den Tabakkonsum, was seine Ängste beruhigt. Sein Rücken ist oft von Akne bedeckt.

Die Familie verlassen

Jeder muss eines Tages seine Familie verlassen, um sich an einem anderen Ort, der manchmal weit entfernt sein kann, etwas eigenes aufzubauen.

Pulsatilla wird alles tun, um sich nicht von seiner Mutter entfernen zu müssen.

Bryonias Wurzeln sind zu stark, um in Erwägung zu ziehen, an einem anderen, als seinem Geburtsort zu leben.

Capsicum wird von der Sehnsucht nach dem verlorenen Paradies heimgesucht. Der Patient flüchtet sich in eine Bulimie, die schnell zu Fettleibigkeit führt. Der Patient hat ein rötliches Gesicht und konsumiert oft große Mengen an Bier.

Acidum phosphoricum verkümmert, ist er fern von seinem Heimatland: Abmagerung, Haarausfall (sehr fettiges Haar) und energetische Auszehrung verraten ihn. An dieser Stelle möchte ich anmerken, dass Coca Cola eine große Menge an Phosphorsäure enthält, was den Erfolg dieses Getränks in einem Land, den USA, erklärt, in dem die Mehrheit der Menschen ursprünglich Einwanderer sind.

„ausbrechen"

Der Begriff „ausbrechen" wird häufig von Jugendlichen verwendet und umfasst die ganze Freude an der vollen Selbstfindung, sei es in einem Liebesakt, in der Kreativität, im Sport oder in der Selbstverwirklichung. Sie möchten ihre Grenzen bis ins Unendliche ausdehnen. Dafür aber muss zuerst die eigene Persönlichkeit, das „Ich", solide etabliert sein.

Junge Menschen müssen verstehen, dass man im Leben zwischen zwei Möglichkeiten wählen muss: entweder zuerst das Leid und dann die Freude, oder zuerst die Freude gefolgt vom Leid, was beispielsweise der „Weg der Drogen" ist.

Kalium nitricum, oder Salpeter, ist eine explosive Substanz. Es ist das Heilmittel für den Teenager, der „ausbrechen" möchte, dessen Ego aber zu fragil und schwach ist. Ein charakteristisches Zeichen ist das Ekzem im Bereich des Bauchnabels, was zeigt, dass er das Problem der durchtrennten Nabelschnur, also der Loslösung von seiner Mutter, noch lange nicht gelöst hat.

Glonoinum, oder Nitroglycerin, ist eine weitere explosive Substanz. Ein Heilmittel für diejenigen, die am liebsten den ganzen Raum erobern möchten. Diese Menschen vertragen die Sonne nicht, also symbolische den Vater, von dem sie sich nicht loslösen können. Ihre explosiven Kopfschmerzen sind charakteristisch.

Baptisia ist ein Heilmittel bei schmerzloser Angina. Es sind die jungen Menschen, die beginnen, die Teile ihrer Persönlichkeit zusammenzufügen, die wie Puzzleteile verstreut zu sein scheinen. Es handelt sich oft um Kinder aus zerrütteten Familien, beispielsweise bei schwierigen Scheidungen.

Die Gefahr von Sekten

Das Wiederauftreten der ödipalen Phase während der Jugend schafft das Verlangen nach Spiritualität, was Teenager dazu bringen kann, mit Drogen zu experimentieren. Sekten sind eine weitere schädliche Alternative, um das Bedürfnis nach Spiritualität in einer materialistischen Gesellschaft, die dem zu wenig Platz einräumt, zu stillen. Indem der so genannte „Guru" vorgefertigte und gefährliche Antworten bietet, kanalisiert er all diese Energien für sein eigenes Ego. Die sexuellen Energien und diejenigen, die einen Zugang zur Spiritualität ermöglichen, sind die gleichen, jedoch polarisieren sie sich im unteren oder oberen Bereich des Körpers. Sekten isolieren das Individuum und depersonalisieren es innerhalb der eigenen Gruppe. Ziel ist nicht mehr, „Sie" sondern „Wir" zu sagen (vgl. Dimensionen der Liebe). Alles, was außerhalb der Gruppe ist, wird als teuflisch eingestuft, sodass alle Kontakte mit Freunden und der Familie abgebrochen werden.

Das Ego kann durch den Punkt symbolisiert werden, wohingegen der Kreis das „Wir" repräsentiert: alle Kreise schließen Menschen ein, solange bis der Kreis aufplatzt. Die Sonne steht für die Dimension, in der wir vom „Sie", der Universalität, sprechen. Diese Dimension zu erreichen, ist das erklärte Ziel aller „Initiationsgesellschaften". Die Menschen werden keine Sektenmitglieder mehr sein, wenn sie verstanden haben, dass die Spiritualität wie ein großer Berg ist, den man über verschiedene Wege besteigen kann. Einmal auf dem Gipfel, treffen sich alle am gleichen Ort.

Bombyx processionare ist das Heilmittel für die Menschen, die ihre eigene Persönlichkeit effektiv kastriert haben, um blind einem „Meister" zu folgen. Auf physischer Ebene findet sich eine Hodenverdrehung, welche eine echte Kastration realisiert. Die Raupen des Prozessionsspinners geben ein gefürchtetes Allergen ab, wovon man sich vorsichtig abwenden muss.

19. Das Erwachsenenalter

Nach den Stromschnellen der Teenagerzeit geht das Leben im Erwachsenenalter in ruhige Gewässer über. Die psychischen Probleme, die zuvor nicht geklärt wurden, bekommen die Möglichkeit, erneut betrachtet zu werden, insbesondere wenn Kinder ins Leben treten.

Wir müssen alle die von Freud beschriebenen Stadien noch ein drittes Mal durchleben, was umso interessanter ist, da die lieben Kleinen uns mitunter sehr ähneln. Das erste Kind trägt das Terrain des Vaters weiter, das zweite Kind das der Mutter. Jeder wird mit seinen Qualitäten und seinen jeweiligen Schwächen konfrontiert!

Während der Schwangerschaft und der ersten Monate muss die Mutter ihre unbegrenzte Liebe dem Baby schenken, bevor es sich während des zweiten Lebensjahrs loslöst. Zur gleichen Zeit muss die Frau die Liebe des Paares und oft auch ihre Arbeit außerhalb des Hauses bewältigen. Diese drei Bereiche harmonieren nicht immer gut miteinander und es ist gelegentlich schwer, eine gute Mutter, eine gute Ehefrau und eine gute berufstätige Frau zu sein. Dies erklärt den Bruch in der Paarbeziehung sehr gut. Im Fall einer Scheidung wird die Versuchung sich in die fusionellen Liebe, mit dem Kind zurückzuziehen groß sein. Diese innige Bindung mit der Mutter ist oft so stark ausgeprägt, dass sie später nicht mit Hilfe des Vaters gekappt werden kann, damit das Kind selbstständig wird. Unglücklicherweise sehen zahlreiche Kinder nach einer Scheidung ihre Väter nicht mehr.

Sepia ist die typische ausgelaugte Frau, die ständig mit der Pflege und Erziehung des Kindes (der Kinder), dem Beziehungsleben und der Berufstätigkeit beschäftigt ist. Sepia ist frostig, hat eisig kalte Gliedmaßen und leidet regelmäßig an Verstopfung. Diese Frauen tragen eine „Schwangerschaftsmaske" von ihrem letzten Kind. Zum Wochenende hin flüchtet sich Sepia in eine Migräne, um den „ehelichen Pflichten" und einer erneuten Schwangerschaft zu entgehen.

Der Vater muss die fusionelle Beziehung seiner Frau mit einem anderen Menschen - ihrem Kind - während der Schwangerschaft akzeptieren und vermeiden, eine zu starke Eifersucht zu entwickeln. Manche Väter fühlen sich ungeliebt und betrügen ihre Frauen bei dieser Gelegenheit oder lassen sogar Mutter und Kind zurück, um woanders hinzugehen. Ich habe schon mit Frauen gesprochen, die regelrechte Spezialistinnen auf diesem Gebiet waren. In jeder Schwangerschaft gingen sie eine derart starke, fusionelle Bindung mit dem Ungeborenen ein, dass für den Vater nichts übrig blieb und sich dieser aus dem Staub machte. Am Ende finden sich diese Frauen mit zwei oder drei Kindern von unterschiedlichen Vätern wieder, die alle in der Versenkung verschwunden sind.

Nach der Geburt muss der Vater die undankbare Rolle annehmen, dem Kind Grenzen zu setzen. Er ist es, der „Nein" sagt und insbesondere „Nein, du schläfst nicht mehr im Bett der Mutter". Er ist es auch, der dem Kind den Namen (Nachnamen) gibt. Einige charakterstarke Kinder kehren ihren Vätern dann für viele Jahre den Rücken zu.

Irgendwann muss der Vater, der einst den Weg Richtung Gesellschaft wies, akzeptieren, dass er von seinem Kind überholt wird und er muss ihm die Tür für neue Kreationen, neue Gipfel offen lassen. Während der Adoleszenz will der Jugendliche nach seinem eigenen, individuellen Weg leben und nicht mehr den elterlichen Ansichten unterlegen sein. Das ist der Sinn des biblischen Zitats *„Du wirst deinen Vater und deine Mutter verlassen"*.

Meist ist es der Vater, der die materiellen Lasten und Sorgen der Familie trägt. Auch hier besteht die Gefahr, dass sein Arbeitsleben alles andere überflutet. Aus Angst vor Armut, Leidenschaft für die Arbeit oder Streben nach sozialer Anerkennung sind manche Väter von ihrem Beruf gefesselt und enden als die typischen „abwesenden" Väter. Auch hier ist es wichtig, dass der Vater mit seiner Zeit jongliert, im Bewusstsein, dass niemand unersetzlich ist und Aufgaben an andere delegiert.

Nux vomica ist hyperaktiv und passioniert - alles muss perfekt sein! Um leistungsfähiger zu werden, missbraucht er Kaffee und andere Stimulanzien. Hinter der Fassade steht bei diesen Menschen die große Angst vor dem Scheitern und vor Armut. Sein unmittelbares Problem ist die Überlastung des Verdauungstraktes, was sich in einem gelben Belag am Zungengrund zeigt.

Ambra grisea möchte alles selbst machen und kann nichts an andere delegieren. Später ertrinken diese Menschen im Negativen ihres Umfelds, von dem sie sich nicht befreien können. Ambra kann keine Grenzen setzen und lässt sich überwuchern.

Lycopodium arbeitet hart für Macht und tyrannisiert die Menschen um ihn herum, die ihm auf Schritt und Tritt zur Seite stehen müssen. Andererseits fühlt sich Lycopodium nicht wohl, wenn er von seiner Familie entfernt ist.

Aurum metallicum sucht nach sozialem Status. Er muss Gold, Ansehen und Macht gewinnen, damit er dann seinen Wohlstand an seine ganze, ausgedehnte Familie verteilen kann. Dabei vergisst Aurum das wichtigste zu geben - Zeit und Liebe.

Natrium muriaticum ist der Vater, der nie ein Wort sagt. Er scheint immer abwesend zu sein, ausgelaugt von den eigenen Schwierigkeiten des Lebens. In Wirklichkeit weiß Natrium muriaticum nicht wie man „spricht", wie man über die kleinen, alltäglichen Dinge kommuniziert, da er selbst die Anwesenheit des Vaters nicht kennt.

Die Scheidung

Eine Scheidung ist für Kinder ein einschneidendes Erlebnis, sind sie doch selbst die physische Manifestation, in der die Eltern immer miteinander vereint sind. Eine Scheidung ist stets sehr schwierig, wenn die Ehe gescheitert ist. Dann ist ein hohes Maß an Toleranz und Akzeptanz von Nöten, um zu ertragen, wie der Expartner eine neue Beziehung eingeht. Die Bildung von neuen Paaren bringt oft viel Eifersucht mit sich, welche ungelöste Ödipuskomplexe wieder entfacht. Scheidungskinder brauchen oft **Ignatia**, um die Trennung von einem Elternteil zu akzeptieren und **Lachesis**, um die Ankunft von Halbgeschwistern zu ertragen.

In keinem Fall darf der abwesende Elternteil in Anwesenheit des Kindes verunglimpft werden! Das Kind ist zur einen Hälfte Vater und zur anderen Hälfte Mutter. Wenn die Mutter schlecht über den Vater spricht, wird eine Hälfte des Kindes leiden. Und wenn der Vater schlecht über die Mutter spricht, wird der andere Teil des Kindes leiden: Das Kind wird zu einem „Monument des Leidens". Wenn sich Eltern scheiden lassen, kehren sie danach oft selbst zu ihren eigenen Eltern zurück, von denen sie sich psychisch nie richtig getrennt haben. Sie sind dann selbst „große Kinder". Ich erlebte einst einen 55-jährigen Mann, Vater von drei Kindern, der wieder bei seiner 70-jährigen Mutter lebte!

Symphytum, der Beinwell, kann helfen, ein zerrüttetes Paar wieder zusammen-zuführen. Die heiligen Kräfte sind zu gegen, um uns in dieser familiären Dimension zu helfen.

Alkoholismus

Alkoholismus ist eine Plage! Sie lauert dem Erwachsenen auf, der trinkt, um seine Schwierigkeiten und Sorgen zu vergessen. Alkohol ist ein gutes Anxiolytikum, sodass man sich leicht von der Alkoholsucht gefangen nehmen lässt.

Asarum europaeum glaubt, dass sein Vater nicht sein wirklicher Vater ist und versinkt im Alkoholkonsum. Wir erkennen ihn, da er leise Geräusche nicht erträgt.

Ethylicum ist ein gutes Heilmittel, um sich vom Alkohol zu befreien. Diese Arznei sollte bei Alkoholikern systematisch gegeben werden.

Lachesis ist der typische Trinker - munter, gesprächig, aber sehr eifersüchtig, was sich bis zur Gewalttätigkeit ausweiten kann. Er verlangt nach einer fusionellen Beziehung und heiratet eine mütterliche Frau, mit der die Partnerschaft ambivalent ist.

Nux vomica wird aufgrund von Kleinigkeiten cholerisch. Der Patient wird ständig unhöflich und beleidigend. Er schreitet sogar zur Tat und schlägt zu oder zerstört Gegenstände. Nux vomica ist ein hyperaktiver und immer überarbeiteter Mensch, der auf Stimulanzien zurückgreift, um sich am Laufen zu halten.

Zincum metallicum passt auf Alkoholiker, die Beschwerden auf neurologischer Ebene entwickeln. Diese Patienten leiden an auffälligem Tremor und Ruhelosigkeit der unteren Gliedmaßen. Bei Zincum-Patienten findet sich oft ein ungelöster Rechtsstreit mit Autoritäten, beispielsweise der Polizei, sowie Probleme mit dem eigenen Vater, der während der Kindheit zu kastratorisch agierte und sich nur durch Schreien ausdrückte.

Tabakkonsum

Der Tabakkonsum muss dringend beendet werden, bevor die ganze Familie durch passive Inhalation des Rauchs krank wird. Es handelt sich dabei um Menschen, die Schwierigkeiten haben, die entsprechenden Schritte im Leben zu gehen und die, wie wir gesehen haben, Pflanzenkohle als Stimulans verwenden.

Kinder von Rauchern husten häufig und man sieht oft eine typische Bronchitis am Montag Morgen nach einem verrauchten Sonntag.

Carbo vegetabilis CH15 hilft bei der Entwöhnung, die progressiv stattfinden sollte: rauchen sie jeden Tag eine Zigarette weniger. Ist weitere Hilfe nötig, denken sie an **Tabacum** CH7 und **Caladium** CH15.

Caladium möchte „im Rauch leben", um die Details des Lebens, die sein Vergnügen verderben, nicht mehr zu sehen.

Tranquillizer und Schlaftabletten

Diese Substanzen stellen eine weitere Plage dar. Sie sollten so weit wie möglich vermieden werden, da sie uns schnell in die Abhängigkeit führen. Viele Menschen können ohne diese kleinen „Wunderpillen", die es ihnen ermöglichen, sich nicht mit den grundlegendsten Fragen ihres Lebens auseinanderzusetzen, nicht mehr schlafen oder ein normales Leben führen. Durch diese symptomatische Behandlung des Unwohlseins wird nach einigen Jahren die Wachsamkeit, die Kreativität, die Vorstellungskraft und das Gedächtnis versagen, was das Abgleiten in die Senilität und den Verlust der Autonomie bedeutet. Diese Menschen müssen sich wach rütteln und den Stier bei den Hörnern packen, jemanden um Rat fragen, der ihnen zuhört und sie auf ihrem Weg ins Innerste begleitet. Es gibt keine Herausforderung, die nicht gemeistert werden kann: jedes Problem hat eine wirkliche Lösung, die man finden muss - das bedeutet es, erwachsen zu sein: in unglücklichen Erfahrungen das Böse überwinden, um den glücklichen Ausgang zu finden!

20. Die Krise des 33. Lebensjahrs

Der Übergang vom Leben als Paar hin zum Leben als Familie verlangt jedem ein hohes Maß an Altruismus, Selbstaufopferung und Selbsthinterfragung ab. Das „Wir" dehnt sich mit der Vergrößerung der Familie mehr und mehr aus und der Weg einer allumfassenden, universellen Liebe, bei der wir vom „Sie" sprechen, wird beschritten.

Die Hindus glauben, dass es um das 33. Lebensjahr zur Inkarnation von „atman" (die persönliche Seele oder das Selbst) kommt. Es ist die Zeit, zu welcher unser unendlicher Anteil, der bereits lang vor unserer physischen Geburt existiert und ebenso lang nach unserem physischen Tod überdauert, ins Bewusstsein tritt.

Die Krise in diesem Lebensabschnitt wird oft von einem Trauerfall innerhalb der Familie oder emotionalen Problemen getriggert und spiegelt sich auf somatischer Ebene oft durch Probleme mit den Stirnhöhlen (der Ort, an dem die Hindus das dritte Auge situieren, das Auge der Spiritualität) wider.

Es ist nicht wichtig, welcher Religion eine Person angehört - es ist ein Fenster, das sich öffnet, vor dem sich eine neue Welt zeigt, intensiv, duftend und farbenfroh. Nichts ist mehr wie es zuvor war, während die fieberhafte Unruhe Stück für Stück von einer gewissen Gelassenheit ersetzt wird. Der Mensch wird spirituelle Bücher förmlich verschlingen, die sich mit dem Jenseits, Symbolen und dem Leben nach dem Tod befassen. Manche werden versucht sein, sich einer spirituellen Gruppe anzuschließen. Hier sollte allerdings Vorsicht vor Sekten mit ihren Gurus walten, welche die Rolle des „Meisters" und „Vaters" spielen, denen immer gehorcht werden muss und deren Glaube dem eigenen übergeordnet ist (**Platinum**). Christus lehrte uns: *„Nennt mich nicht Meister, Ihr alle habt einen Meister und dieser befindet sich in Eurem Inneren."* Und er beugte sich nach unten, um die Füße seiner Jünger zu waschen.

Einige Menschen weigern sich, der spirituellen Dimension nachzugeben, die sie zur Versöhnung mit anderen aufruft. Sie krallen sich an der sichtbaren, materiellen Welt fest, ziehen die Bremse im Hinblick auf die Spiritualität und verlangen nach Beweisen. Diese Beweise werden sie bekommen, in Form von physischen Symptomen im Bereich der Leber, der Schilddrüse und der Stirnhöhlen.

Arsenicum album weigert sich, etwas anderes als die Materie zu sehen. Diese Patienten erholen sich nicht von einem Trauerfall. Sie werden obsessiv, geizig und frostig. Arsenicum leidet an Schlaflosigkeit gegen drei Uhr morgens und an Stirnhöhlenentzündungen. Arsenicum Menschen kleiden sich gerne schwarz: die Abwesenheit von Licht und Farbe, das Symbol des absoluten Egos. Wenn diese Patienten schließlich, gedrängt von ihrer Angst vor dem Tod, zur Religion finden, werden sie zu Asketen.

Thuja ist der religiöse Fanatiker, der von der Passion für seinen Glauben verschlungen wird. Diese Menschen möchten alles kontrollieren, das Zentrum des Universums sein. Thuja ist der eifrige Jünger, der vielleicht zu gegebener Zeit selbst der „Meister" wird (**Platinum**).

Conium bewegt sich auf zahlreichen esoterischen Wegen, die von Mal zu Mal hermetischer und komplizierter werden. Das öffnet die Tür zum Gnostiker, der sich selbst in intellektuellem Theoretisieren und Symbolismus verliert und dabei die Schönheit der Rose oder das Glitzern in den Augen seines Gegenübers verpasst.

Phosphorus erlebt unbeschreibliche mystische Erfahrungen, bei denen er seinen eigenen physischen Körper verlässt. Im täglichen Leben sind diese Menschen „neben der Spur". Phosphorus bringt sein Leben durch eine Leberentzündung, Lungenentzündung oder Nephritis in Gefahr. Der Patient brennt für die allumfassende kosmische Liebe und vergisst dabei, dass er inkarniert sein muss, solange er auf Erden ist. Man muss arbeiten, Geld verdienen, eine Familie gründen, essen, schlafen und so weiter. Phosphorus würde am liebsten nur von Liebe und kühlem frischen Wasser Leben.

Sokrates sagte: „*Wenn sich eine Seele selbst erkennen will, muss sie sich in einer anderen Seele betrachten.*"

Wir können also mit einem anderen Menschen unendlich viel mehr erreichen, beispielsweise mit dem Ehepartner, der uns begleitet. Entstehen große Lücken zwischen diesen beiden Persönlichkeiten, kommt es zu Krisen in der Paarbeziehung. Ein guter Weg, um dagegen etwas zu tun, ist folgender: Jeder Partner muss dem anderen zuhören und sich fragen, was er an sich selbst ändern könnte, damit sich ihre Beziehung (wieder) verbessert. Die Kritik des Anderen beinhaltet in der Tat immer einen Teil Wahrheit, maskiert von unserem Unbewussten. Wir müssen uns daran erinnern, dass unsere Beziehungen im Außen diejenige mit uns selbst, zwischen dem Bewusstsein und dem Unbewussten, reflektieren. Das, was uns an unserem Partner irritiert, steht oft in Beziehung mit den Türen, die wir nicht öffnen wollen.

Wenn wir auf die 40 zugehen, stehen wir vor der wichtigsten Wahl im Leben: Soll das Materielle oder das Geistige an erster Stelle in unserem Leben stehen? Entsprechend der gegebenen Antwort wird der Mensch materialistisch oder spirituell.

Es ist wohl unmöglich, ein materialistisches Leben zu führen, ohne eines Tages mit einer Depression konfrontiert zu sein. Denn das Materielle ist labil, es verfällt und enttäuscht immer. Viele depressive Menschen befinden sich in eben dieser Sackgasse. Es kommt oft zu Leberproblemen (Problemen mit dem wirklichen Leben) und sie sind empört von der Zerbrechlichkeit der materiellen Dinge. Diese Personen verstehen nicht, dass nichts auf physischer Ebene wirklich zu uns gehört.

Chelidonium, der große Erleuchtete, ist ein Heilmittel für Leberschmerzen bei Menschen, die nicht klar sehen wollen, indem sie das dritte Auge öffnen. Falls diese Menschen Schöllkraut-Urtinktur auf ihre Warzen auftragen, werden sie anfangen, große geistige Fortschritte zu machen.

Iodum verweigert den Zugang zur Kontemplation und verfällt in unermüdliche Arbeit. Auf körperlicher Ebene entwickelt sich eine Schilddrüsenüber- oder -unterfunktion.

*Alain leidet an einer sich verschlechternden Myasthenia gravis. Er kann seine Augen nicht mehr öffnen und scheint die ganze Zeit über zu schlafen. Als man ihm Iod für ein CT injiziert, wäre er fast an einem allergischen Schock gestorben. Alain ist Jude und ich frage ihn, was „iod" im Hebräischen bedeutet. „Es ist der erste Buchstabe des Namen Gottes." Alain bricht in Lachen aus. „Ich bin Atheist; als man mir Gott injizierte, wäre ich fast gestorben!" Mit dem homöopathischen Heilmittel **Iodum** konnte Alain geheilt werden.*

Diejenigen, die dem spirituellen Weg folgen, finden sich eingetaucht in die dritte Dimension der Liebe wieder, wo der Altruismus Stück für Stück das Ego und dessen Spuren, verbunden mit Besitz, Macht und falschen Gewissheiten, ersetzt. Konfuzius sagt: *„Ein Mensch, der sich nicht geändert hat, bevor er 40 ist, wird sich nie mehr ändern."* Dank der Entdeckung von Psychoanalyse und Homöopathie ist diese Aussage nicht mehr zwingend richtig. Jedoch erklärt es, warum Patienten über 40 über die materielle Ebene erreicht werden müssen, das heißt mit niedrigen homöopathischen Potenzen (CH5, 7, 9 - 30K, 200K).

An anderer Stelle schreibt Konfuzius: *„Hüten Sie sich vor sexuellen Exzessen im ersten Teil des Lebens."* Die moderne Verbreitung von sexuell übertragbaren

Krankheiten gibt ihm Recht.

Der französische Film „*Ma nuit chez Maud*", zeigt, wie die Hauptfigur, dank der Loyalität zu seiner Frau, eine Nacht lang mit einer Freundin über Philosophie diskutieren kann, ohne der Versuchung Sex zu haben, zu erliegen. Am Ende der Nacht fühlt sich der Hauptdarsteller weit davon entfernt frustriert zu sein. Er ist gestärkt, weil er die enorme Menge an sexueller Energie, die während ihrer Begegnung freigesetzt wurde, sublimieren konnte. Wenn ein Baby geboren wird, ist die Treue zwischen den Eltern eine Voraussetzung dafür, dass der Mann sich als der wahre Vater zu erkennen und dem Kind seinen Namen gibt. Im Tierreich existieren keine Probleme wie sexuell übertragbare Krankheiten, aber es gibt auch keine Namensgebung durch den Vater oder den Zugang zum Wort. Der Zugang zum Wort ermöglicht uns allerdings eine vollständige Kommunikation durch die obere Körperhälfte und lässt uns damit von der ungezügelten Kommunikation des Geschlechtsverkehrs fortschreiten.

Weiter sagt Konfuzius: *„Hütet Euch in der zweiten Hälfte des Lebens vor Exzessen der Leidenschaft."* Wir müssen sowohl religiösen als auch materiellen Fanatismus meiden, unsere Scheuklappen ablegen und demütig sein, egal was passiert. Wenn uns der rote Teppich ausgerollt wird, müssen wir uns unverzüglich fragen wo, wann, wie oder von wem wir übernommen werden sollen. Keiner hat das Monopol auf die Wahrheit, aber jeder hat ein Stückchen davon. Wir sollten die Menschen lieben, die nach der Wahrheit suchen und diejenigen fürchten, die vorgeben, die Wahrheit zu besitzen!

Schließlich sagt Konfuzius: *„Hütet Euch im dritten Abschnitt des Lebens davor, materielle Güter anzuhäufen".* Dies ist nötig, um Zugang zur spirituellen Dimension zu finden, die uns zum Teilen führt. „Part-âge", „teilen", ist die Lösung, um nicht alt zu werden und immer jung zu bleiben. Ein Beispiel ist Schwester Emmanuelle, die lange Zeit frisch und dynamisch blieb, während sie alles mit ihren Nächsten teilte. Wahrer Reichtum liegt im Geiste und diesen kann uns niemand stehlen.

Mit diesem Aphorismus finden wir uns erneut im Schatten der Miasmen Hahnemanns wieder: Psora und der Materialismus aus Angst vor Armut; Sykose und der Fanatismus aus Kontrollwut; Syphilis und die ungezügelte Sexualität.
Die Werbeindustrie versucht uns durch Angst (**Psora**), Geld (**Sykose**) und Sex (**Sy-**

philitisches Miasma) zu manipulieren. Also haben wir drei verschiedene Kompasse, von denen uns ein jeder in die falsche Richtung treibt: Angst ist ein schlechter Berater; Geld kann uns nicht glücklich machen; und ungezügelter Sex schwächt uns dadurch, dass unsere Energie horizontal verstreut wird und unseren vertikalen Fortschritt zur Spiritualität behindert.

Um das vierzigste Lebensjahr hat der Mensch eine gewisse Reife erlangt, sodass er sich bereit fühlt, Verantwortung zu übernehmen, die sich nicht nur strikt auf die Familie bezieht. Diese Weltoffenheit wird beispielsweise durch eine aktive Rolle in der Gemeinschaft, der Gesellschaft oder in einer Aktionsgruppe signalisiert.

21. Das dritte Lebensalter: Auf dem Weg zur Gelassenheit

Um das fünfzigste Lebensjahr, wenn die eigenen Kinder beginnen, das Zuhause zu verlassen, Partner finden und Enkelkinder ins Leben treten, durchleben wir ein viertes Mal die Miasmen.

Bei Frauen verkündet die **Menopause** das Ende der fleischlichen Schöpfung und setzt eine große Menge an Energie für die spirituelle Schöpfung frei. Manche Frauen beginnen damit, viel zu essen (**Psora**), andere stellen sich zur Schau und wollen alles kontrollieren (**Sykose**) und wieder andere wollen alles aus Eifersucht zerstören (**Lyse**).

Die Menopause ist keine Krankheit und man sollte sich vor der Versuchung hüten, künstliche Hormone, sogenannte Substituenten, einzunehmen. Hormone verändern die Psyche eines Menschen zwangsläufig und wenn es etwas gibt, woran wir mehr als an allem anderen festhalten sollten, dann ist es unser Geist.
Wie wir bereits zuvor gesehen haben, gibt es homöopathische Heilmittel wie zum Beispiel **Calcium phosphoricum**, wenn es Probleme mit Osteoporose nach der Menopause gibt. Sind mit dieser Passage Kreislaufstörungen verbunden, kann an folgende Heilmittel gedacht werden:

Lachesis ist, mit seiner nie erlöschenden Eifersucht, die Königsarznei bei Hitzewallungen in der Menopause. Diese Frauen ertragen keine Wärme oder enge Kleidung und kleiden sich gerne violett. Sie reden ohne Unterlass, was ihre Mitmenschen förmlich betrunken macht. Lachesis hat eine Vorliebe für Alkohol. Der Patient spricht zischend und spöttisch. Diese Frauen haben etwas gegen die Schwiegertochter oder den Schwiegersohn, denn diese haben Lachesis die Liebe des eigenen Kindes weggenommen. Diese Patienten können es nicht wirklich akzeptieren, ihre Kinder loszulassen. Sie verstehen nicht, wie Khalil Gibran sagt, *„Unsere Kinder sind nicht unsere Kinder. Sie sind die Früchte der Sehnsucht des Lebens nach sich selbst. "*

Lycopodium ist die Herrin, die die Welt auf autoritäre Art und Weise dominieren will. Sie leidet an Blähungen und Gallenblasenentzündungen. Lycopodium verträgt keine Austern, Zwiebeln oder Kohl.

Graphites ist von Ekzemen mit tiefen Fissuren bedeckt, leidet an hartnäckiger Verstopfung und ist sehr frostig. Graphites wäre gerne ein Diamant geworden, bleibt aber schwarz und brüchig. Seine beste Aufgabe ist es, ein Bleistift zu sein, der den Weg zeichnet.

Kalium bichromicum beginnt damit, ständig sein Revier zu markieren, sich von den anderen abzuheben, verbunden mit dem Risiko, sich selbst zum ewigen Sündenbock zu machen. Diese Patienten leiden an hartnäckiger Sinusitis frontales.

Acidum sulfuricum zeigt Hämorrhagien von schwarzem, dünnflüssigen Blut mit Hämatomen am ganzen Körper. Sie haben ebenfalls ein Verlangen oder eine Schwäche für Alkohol. Diese Menschen haben sich niemals von einem physischen Trauma erholt und leben in der ständigen Angst vor einem erneuten Unfall.

Conium maculatum ist der typische ältere Mann, der keinen Zugang zur Weisheit findet, sondern stattdessen in triebhafte Freuden zurückfällt. Der Patient leidet an einer Hypertrophie der Prostata, was sich in Richtung Karzinom entwickeln kann.

Fibrome

Sie stellen die Vergrößerung der Gebärmutter dar, so als ob eine Schwangerschaft vorläge. Fibrome symbolisieren den Wunsch nach einer Empfängnis auf körperlicher Ebene in einem Alter, in dem vielmehr der Zeitpunkt der geistigen Empfängnis gegeben ist. Der Uterus symbolisiert auch das Haus, das Zuhause, wo die Kinder entstehen. Dies erklärt, warum Frauen Einbrüche oft als eine Art der Vergewaltigung empfinden.

Calcium fluoricum bildet ein großes, kalzifiziertes Fibrom. Diesen Menschen hat die Angst vor Armut typischerweise dazu gebracht, materielle Güter anzuhäufen.

Phosphorus kann nicht zur dritten Dimension fortschreiten, um auf spiritueller Ebene schöpferisch tätig zu sein. Diese Frauen sind ständig von ihren blutenden Fibromen erschöpft.

Diejenigen, die zu diesem Zeitpunkt einen Großteil ihrer Themen / Probleme gelöst haben, können nun eine geistige Offenheit, eine Gelassenheit, basierend auf Wissen und Erfahrung, erlangen. Wirkliche Freude ist es, das Wahre, das Gute und das Gerechte zu vermitteln. Die altruistische Liebe überwiegt. Es ist die Passage zur dritten Dimension, symbolisiert durch das Tor der Hüfte, in der aller Hass verschwindet.

Der Oberschenkelhalsbruch

Der von alten Menschen gefürchtete Oberschenkelhalsbruch, Höhepunkt der Osteoporose, steht für die Unfähigkeit, auf eine höhere Bewusstseinsebene vorzudringen und für das Festhalten an materiellen Dingen, die uns dann buchstäblich im Stich lassen.

Arnica ist die erste Arznei, die in einem solchen Fall verabreicht wird. Als Idee hinter diesem Heilmittel - einer Bergblume, die uns den Mut zurück gibt, den Gipfel zu erreichen - steht die Erkenntnis „Es ist der Mühen wert. Es lohnt sich". Es ist das Prinzip von „Zuckerbrot und Peitsche". Im genannten Fall treibt uns die Peitsche (des gebrochenen Femurs) voran.

Wir haben bereits gesehen, dass **Calcium phosphoricum** einem Oberschenkelhalsbruch vorbeugen kann, indem es uns hilft, unser Knochenmaterial wiederherzustellen. Ein nützliches Leitsymptom der Arznei, auch in diesem Alter, ist der Hunger, der zwischen 16 und 17 Uhr auftritt. Es handelt sich um die Menschen, die in einer gerechten Welt leben wollen und ein gut entwickeltes intuitives Gespür haben.

Als ich auf einer Konferenz in Sankt Petersburg sprach, bahnte sich eine ältere russische Frau ihren Weg über alle Hindernisse hinweg zum Rednerpult, wo sie um eine Konsultation bat. Meine russischen Kollegen lehnten sie ab, weil das Programm voll und die Zeit knapp war. Als ich die Frau fragte, woran sie litt, antwortete sie mir: „Meine Knochen brechen". Durch meine zweite Frage erfuhr ich, dass die Frau immer nachmittags Hunger verspürte. Ich verordnete ihr **Calcium phosphoricum CH9.**

Calcium carbonicum hilft den Menschen, die es im Lauf ihres Lebens nie geschafft haben, die Ängste, die wir alle über unsere Zerbrechlichkeit als menschliche Wesen haben, los zu werden. Ihr Leben lang haben sie sichere Situationen und Jobs gewählt - es sind die typischen Beamten. Diese Menschen sind gern übergewichtig. Sie möchten hart wie ein Stein sein, doch bleiben sie brüchig und bröckelig.

Symphytum, auch Beinwell genannt, ist dafür bekannt, den Heilungsprozess bei Frakturen zu beschleunigen. Es ist auch ein Heilmittel bei „schwarzem Auge", Knochenschmerzen und Phantomschmerzen nach Amputationen (**Hypericum**). Wie Chelidonium greift diese Pflanze ein, um die Passage zur dritten Dimension zu erleichtern.

Sklerose

Mit zunehmendem Alter verlieren manche Menschen ihren Glauben und die Lust am Leben. Sie stellen sich die Frage „wozu soll das alles gut sein?". Stück für Stück beginnen diese Menschen zu verknöchern.
Für diese Patienten sind einige Dosen **Thiosinaminum**, eine Arznei gewonnen aus Senfkörnern, empfehlenswert. Thiosinaminum erweist bei Verengungen, Verwachsungen, Sklerose, Katarakt, bei Schwindel durch Arteriosklerose und bei Taubheit mit Geräuschen in den Ohren gute Dienste. Dieses Heilmittel verzögert den Alterungsprozess.

Jesus sagte uns: *„Wenn ihr Glauben habt, so groß wie ein Senfkorn, könnt ihr Berge versetzen."*

Die Musik

Wir können die spirituelle Ebene mit den Noten in der Musik vergleichen:

Das *„sol"* gibt den Schlüssel: Es ist die Ebene des Felsens, der vibriert, aber fest am selben Ort verankert bleibt, den klimatischen und seismischen Belastungen ausgesetzt.

Das *„la"* (frz. la und là, „das" als Artikel) ist die Ebene der Pflanze, die atmet, die wachsen und sich fortpflanzen, aber sich nicht von ihrem Standort wegbewegen kann.

Das *„si"* ist das Tier (animal). „Anima", lateinisch für „Seele", wie mich ein alter Homöopath eines Abends vor dem Parthénon in Athen erinnerte. Was wäre (si), wenn die Seele auf dieser Ebene inkarnieren würde?

Das *„do"* ist der Mensch, dessen Rücken (frz. „dos" gesprochen wie „do") sich unter den Problemen biegt, wie Atlas, der die Welt trägt.

Das *„ré"* ist der Mensch, der erwacht (réveille), der nach den tiefliegenden Gründen sucht und diese findet. Es ist die Ebene derer, die sich nicht mit dem Wissen begnügen, das ein Bakterium Angina auslöst, sondern sich selbst fragen, was ihnen buchstäblich im Hals stecken geblieben ist.

Das *„mi"* ist der Freund (frz. „ami"), der uns den Weg weist, den er selbst entdeckt hat.

Das *„fa"* ist die Ebene, auf der alles einfach wird, wie bei Mozart und seiner göttlichen Musik. Es ist die Ebene der Propheten, die die Menschenmassen leiten können. Sie schlagen ihre Ideen vor und widerstehen der Versuchung, diese aufzuzwingen.

„Diejenigen, die Ohren haben, mögen hören und diejenigen, die Augen haben, mögen sehen."

22. Die menschliche Gesellschaft

Die Entwicklung des Menschen als Individuum, die wir besprochen haben, kann auch auf die Entwicklung der menschlichen Gesellschaft als Ganzes angewandt werden.

Der Mensch besteht aus einer „Gesellschaft von Zellen", die sich aus Milliarden von einzelnen Individuen zusammensetzt. Jede Zelle kann für sich alleine bestehen, aber stattdessen lebt sie mit den anderen, verbunden durch die altruistische Liebe, zusammen. Wir haben auch gesehen, dass die Zelle des Herzens für alle anderen schlägt, dass die Zelle des Fußes für die anderen geht und dass die Zelle des Darms für die anderen verdaut. Es gibt kriegerische Zellen, die Eindringlinge eliminieren, „Polizisten", die sich um die Zirkulation kümmern und „Feuerwehrleute", die das Feuer löschen.

Die ideale, paradiesische, menschliche Gesellschaft wird sich daher an der „zellulären Gesellschaft" im Inneren des Menschen orientieren. In den Worten von Hermes Trismegistus: *„Wie oben, so unten."*

Ein Teil der Gesellschaft lebt in der Dritten Welt, die das *orale Stadium, die Psora* repräsentiert. Die Menschen dort stehen morgens auf, ohne zu wissen, was sie am selben Tag essen sollen, oder ob sie überhaupt etwas zu essen haben werden. Die Suche nach Essbarem ist die große, alltäglich Sorge und viele Krankheiten nehmen ihren Ursprung in der Armut dieser Menschen: Lepra, Tuberkulose, Diarrhö, Unterernährung und Hungertod.

Ein anderer Teil der Menschen lebt die *Sykose* und deren Exzesse: Fanatismus, Obsession, Geld. Es ist das Reich der Aktien und Anteile, der Bürokratie und der Digitalisierung.

Das *sadistische, anale Stadium,* repräsentiert von Folter und Grausamkeiten, erlebte seinen Höhepunkt während des letzten Weltkriegs in Europa. Krebs und Herz-Kreislauferkrankungen sind zu wahren Volksleiden geworden. Die Krebsrate vervielfacht sich durch das nukleare Risiko, mit dem Höhepunkt des Fallouts von Tschernobyl, das uns 1986 mit reichlich radioaktivem Jod überschwemmte.

Wie wir zuvor gesehen haben, ist „iod" der erste Buchstabe für den Namen Gottes im Hebräischen. In Jeans Buch „Die Apokalypse" können wir lesen: *„Ein Stern fällt auf* *die Erde, sein Name ist „Absinth"* (was Tchernobyl auf ukrainisch bedeutet), er wird die Flüsse und Berge verschmutzen."

Bernard Woestelandt zeigt in seinem Werk „*De l'homme cancer à l'homme Dieu*", dass der Kampf gegen den Krebs den Menschen vorbehalten ist, welche die dritte Dimension entdeckt haben und damit die Sackgasse des Krebs verlassen.

Tatsächlich hat die Krebszelle die materielle Unsterblichkeit gefunden; sie wächst und entwickelt sich unaufhörlich, während eine normale Zelle nach einigen Zellteilungen stirbt. Krebs kann sich nur entwickeln, indem er den Rest des Körpers, den er schließlich erschöpft, parasitiert. Die Konsequenz ist im allgemeinen der Zusammenbruch des Körpers, in dem sich der Krebs entwickelt hat, womit er sich selbst eliminiert. Ein Mensch, der die dritte Dimension erreicht hat, setzt der Entwicklung von Krebs eine Schranke vor: er sagt dem Krebs ein klares „Nein". Wenn diese Menschen die Unsterblichkeit erblicken, dann ist es die des Geistes, mit dem Mitgefühl und der Liebe zu seinen Mitmenschen.

Das **ödipale oder syphilitische Stadium** betrifft die Menschen, die ein Problem mit Drogen oder Sexualität haben. Sie sind von den „modernen" Krankheiten betroffen: AIDS mit seinen suizidalen Lymphozyten; Hepatitis, was die Schwierigkeit widerspiegelt, die Pforte der Leber zu durchschreiten (**Phosphorus, Sepia, Lycopodium, Chelidonium**) und zuletzt Kreuzfeldt-Jakob, zusätzlich zu den vielen Alzheimer-ähnlichen Erkrankungen. Das dafür verantwortliche Prion gibt uns den Schlüssel zu diesem neuen Miasma: das französische Wort „prions" (gesprochen „prion") bedeutet, „lasst uns beten" - es eröffnet uns die Spiritualität. Dabei handelt es sich um die evangelische Episode von der weisen und der törichten Jungfrau: Die Törichten haben Spaß und schlafen ein, so dass sie nicht bereit sein werden, wenn der Herr zurückkommt - sie sind nicht bereit, wenn Gott eines Tages an die Tür ihres Herzens klopft und sie einlädt, zur dritten Dimension überzugehen. Die weisen Jungfrauen beobachten und beten. André Malraux sagte, dass das dritte Jahrtausend entweder spiritueller Natur sein wird oder gar nicht.

Absinthum, der Absinth, ist ein nützliches Heilmittel bei Verlust des Gedächtnisses für die jüngsten Ereignisse. Daher ist es bei Alzheimer angezeigt. Diese Krankheit ist eine individuelle Apokalypse, ein Untergang, der die Menschen „abwesend" (frz. „absents") macht.

Schließlich befindet sich unsere Gesellschaft am Ende ihrer Adoleszenz. Die große Aufgabe besteht darin, den Zugang zur Spiritualität zu erlangen, einzutreten in eine erwachsene, altruistische Welt, in der die Kräfte der linken und der rechten Seite zusammenwirken werden, um eine universelle Gerechtigkeit und Harmonie zu etablieren. Andernfalls kommt es zum Versinken in einem kollektiven oder individuellen Selbstmordwahn.

Der moderne Mensch

Der moderne Mensch hat nicht nur eine, sondern zwei Büchsen der Pandora geöffnet. Die erste war die Spaltung des Atomkerns, um die unglaubliche Kraft, die darin enthalten ist, zu enthüllen. Auf der einen Seite steht nun die Atomenergie, auf der anderen die Atombombe: Können wir alle Dämonen im Zaum halten, um die nukleare Verschmutzung abzuwenden, die die gesamte Zivilisation bedroht?
Die zweite war die Öffnung des Zellkerns und damit die Genmanipulation: auch hier geben wir ungeahnten Kräften die Möglichkeit, sich auszudrücken. Schaffen wir es, diese Kräfte zu kontrollieren und können wir genetische Mutationen vermeiden, die sowohl die menschliche Rasse als auch das Gleichgewicht von Pflanzen und Tieren auf der Erde in Gefahr bringen? Bereits ganze Nationen konsumieren gentechnisch veränderten Mais und Soja und lassen sich gedankenlos gentechnisch hergestellte Impfstoffe injizieren (zum Beispiel Hepatitis B Impfstoff).

Wir müssen aufwachen und all den materialistischen und egoistischen Versuchungen entsagen, die uns einlullen. Wir müssen auf das „Nein" („le no") zugreifen, auf den „Namen" (le nom) sowie auf das „Ich bin". In dieser Dimension beten wir zu Christus: „Im Namen des Vaters". Wir dürfen es nicht zulassen, dass unsere Gedanken von den Gedanken anderer, geistloser Menschen überflutet werden. Lasst uns bei der konstruktiven Individualität bleiben und die tödliche Uniformierung ablehnen! Lasst uns teilen, um nicht alt zu werden. Lasst uns vergeben, um nicht mehr zu hassen! Lasst uns die universelle, altruistische Liebe erreichen, die für uns Glückseligkeiten bereithält, neben der die Verlockungen des Egos nur lächerliche, kleine Freuden sind.

23. Der Tod - Der Weg ins Unendliche

Nachdem wir all die verschiedenen Stationen des Lebens durchlaufen haben, was können wir über den Tod sagen? Es ist ein neuer Abschnitt, in dem wir die materiellen Fesseln aufgeben, die Seele tritt außerhalb des Körpers und wir nehmen Abschied von unsere Mutter, der Erde.

Um weiter zu gehen, muss unser Geist die drei Gehirnhäute passieren: Die Dura mater steht für die Mutter, die uns nie genug geliebt hat; die Arachnoidea ist die „Spinnen-Mutter", die uns zu sehr geliebt hat und uns nicht gehen lassen konnte, damit wir selbstständig werden; die Pia mater ist die fromme Mutter, die, nachdem sie in die Dimension der göttlichen Liebe eingetreten ist, uns unseren Weg gehen lassen konnte.

Diese Passage wird vom Tod Jesu auf Golgotha (übersetzt „Ort des Schädels") repräsentiert. Im letzten Moment ruft er verzweifelt aus: „Mein Vater, warum hast du mich verlassen?"

Man findet sich in einem letzten „Aufbegehren" der Psora, der Angst vor dem Verlassensein, wieder. Wir haben gesehen, dass Hahnemann die Psora mit der Krätze in Verbindung gebracht hat.

Hinter dieser letzten Mauer erwartet uns die Liebe mit ihrem hellen, schönen Licht, ihrem Wissen und ihrer Wahrheit. Wir durchqueren einen undurchsichtigen Schleier, der das Licht vor uns während des Lebens verbirgt.

Die Homöopathie kann bei der Agonie des Todes von großer Hilfe sein. Genau während dieser Zeitspanne haben wir oft die Gelegenheit, ein letztes Mal all unseren ungelösten Konflikten ins Auge zu sehen: Es ist die Möglichkeit, vor unserer großen Abreise alle Angelegenheiten zu bereinigen. Deswegen ist es wichtig, in diesen Moment bei klarem Bewusstsein und umgeben von unseren Nächsten zu sein. Sowohl für den Sterbenden als auch für die Begleitpersonen gibt es eine letzte Chance, zu gegenseitigem Verständnis und gegenseitiger Liebe zu finden.

Carbo vegetabilis kann den Schritt auf die andere Seite nicht tun. Er erstickt, er kämpft, er kann nicht gehen: „Luft, Luft! Fächelt mir Luft zu!"

Arsenicum album hat schreckliche Angst vor der schwarzen Mauer des Todes. Dahinter, so glaubt er, gibt es nichts mehr. Deshalb hält sich Arsencium, bis zu einem enorm schmerzvollen Ende, krampfhaft am Materiellen fest.

Tarentula cubensis, die Arznei aus dem Gift der kubanischen Spinne, ist ein fast wundersames Heilmittel, wenn wir das Leiden nicht mehr kontrollieren können. Die Seele wird vom Matriellen, von unserer Mutter Erde, wie von einem großen Spinnennetz festgehalten, welches wir durch dieses Heilmittel zerreißen können. Das führt zu sofortiger Beruhigung und zur „Abreise".

Dank dieser Heilmittel kann oft bis zum Ende auf Morphine verzichtet werden. Morphine versprechen, wie ihr Name impliziert („mort fine"), einen „feinen Tod", jedoch zum Preis des Verlusts eines klaren Bewusstseins, was die letzten Momente verdirbt.

24. Schlusswort

Nun stehen wir am Ende einer großartigen Reise, die des menschlichen Lebens auf Erden.

Wir haben gesehen, dass das Leben nichts weniger als eine Liebesgeschichte ist, wie Khalil Gibran so schön sagt: *„Ohne die Liebe sind wir nichts und wir haben nichts: die Liebe wird niemals vergehen. "*

Die Homöopathie ist die ideale Medizin, um uns auf diesem Lebensweg zu begleiten. Durch sie schöpft der Mensch alles aus der Natur, um im Gleichgewicht zu bleiben, indem er nach und nach die Fäden der Hindernisse löst, die sich ihm in den Weg stellen. Homöopathische Heilmittel sind fast kostenlos und bergen keine Risiken von schwerwiegenden Nebenwirkungen. Christian Samuel Hahnemann betonte die Notwendigkeit eines unermüdlichen Enthusiasmus und der Abwesenheit von Vorurteilen auf Seiten des Praktikers.

Hoffentlich sind Sie alle nach der Lektüre dieses Buches voller Enthusiasmus, um sich in dieses schöne Abenteuer zu stürzen.

Wir enden an dieser Stelle mit einem Zitat von Sigmund Freud: *„All unsere berauschenden Getränke und stimulierenden Drogen sind nur ein blasser Spiegel des einzigartigen, noch zu entdeckenden Toxins, das der Liebesrausch hervorbringt. "*

Bibliographie

- Ancelin-Schützenberger A., Aie mes aieux; Desclée de Brouwer, 1995
- Aubier D., Catalina ou la Bonaventure dite aux Française et Deux secrets pour une Espagne, Le Courrier du livre, 1982
- Balmary M., Le sacrifice interdit - Freud et la Boble, Le livre de poche, 1995
- Chargé A., Traitement homéopathique des maladies de la respiration, reproduit par LHF éditeur, 1977
- Cossé V., Le coin du voile, Gallimard 1997
- Gibran K., Le prophète, Casterman 1987
- Hahnemann S., Organon de l'art de guérir
- Lacarrière J., La poussière du monde, Nil, 1997
- Salomé J., T'es toi quand tu parles, Albin Michel, 1991
- Shure E., Les grands initiés, Pocket, 1983
- De Souzenelle A., De l'arbre de vie au schéma corporel et La symbolique du corps humain, Albin Michel, 1991
- De Souzenelle A., Mouttapa J., La parole au coeur du corps, Albin Michel, 1997
- Tisseron S., Tintin et les secrets de famille, Séguier, Paris 1990
- Woestelandt B., De l'homme-cancer à l'homme-Dieu, Devry, 1995

Index

D

E

F

G

Gelsemium 98
Glonoinum 99
Graphites 111

H

Hepar sulphuris 35
Hura brasiliensis 20, 48
Hydrophobinum 75
Hyoscyamus 85
Hypericum 62, 113

I

Ignatia 16, 30, 56, 71, 95, 98, 103
Iodum 24, 27, 34, 88, 95, 108
Ipeca 29

K

Kalium bichromicum 91, 111
Kalium bromatum 98
Kalium carbonicum 64
Kalium iodatum 29
Kalium nitricum 99
Kalium phosphoricum 98
Kalmia latifolia 30
Kreosotum 75, 91

M

Magnesium carbonicum 50
Magnesium muriaticum 72
Mancinella 97
Medorrhinum 23, 50, 71, 84, 95
Melilotus 97
Mercurius 36, 85
Mezereum 37, 85
Muriaticum acidum 41, 42, 43, 59